前言

現代人飲食大多不夠均衡，不是三餐在外吃得油膩，就是沒有定時定量，更遑論要吃得營養又健康。

要攝取、補充營養，除了平日三餐，最方便的方式就是吃健康食品、喝蔬果汁或精力湯。但若是對健康食品、營養補充品的成分不甚了解，或是其中加了什麼我們所不知道的添加物，那麼所謂的健康食品，反而最不健康。但若是自己打的精力湯，就不會有這層顧慮，不用擔心會吃下什麼奇怪的東西。

新鮮的蔬果汁、精力湯因為有益健康而大受歡迎，不但營養豐富，口味也多樣，可以依個人喜好跟需求來做搭配、調整，做出各種變化。尤其自己做，更是營養又衛生。

也許有人會覺得，自己做蔬果汁、精力湯很麻煩，但其實只要一台果汁機就可以了。果汁機主要是利用截斷器的旋轉，將材料切碎後攪拌均勻，所以可以保存食材中所含珍貴的纖維質。

這些纖維質不會被消化，可以刺激腸子的黏膜，促進腸道蠕動，有助排便。而且還會吸收腸道內的膽固醇、有害物質等，使之隨糞便排出體外，因此可說是人體不可或缺的物質。

一般說來，用來製作精力湯的材料以水分較多的蔬菜、水果較為合適。我們平常所食用的蔬果，幾乎都含有百分之九十以上的水分，都可以做成美味又健康的精力湯。將這些平常就會食用的蔬果打成精力湯直接飲用，就能簡單、方便補充不足的營養。本書書介紹的精力湯是以五種「超級食物」為主材料，再搭配其他水果及蔬菜，做出營養豐富的精力湯。

所謂的超級食物，其實是一個非常簡單的概念，就是某些食物比一般食物更有益健康。這些食物富含抗氧化、抗老，甚至預防癌症的特殊功效，對於因老化所帶來的弊害，像是心血管疾病、第二型糖尿病、高血壓、某些癌症以及老年失智症等都有預防效果。適當食用這些食物能帶給我們更健康的生活，特別是將這些食物搭配其他蔬果打成健康、營養的精力湯，更能有助吸收。

但要注意一點，患有糖尿病、肝功能異常、高血壓疾病等患者，容易引發電解質（鉀、鈉）異常，建議在做精力湯來喝之前可以先向醫生諮詢，選擇適合的精力湯來飲用。

本書中所介紹到的精力湯，是以日常生活中常見的五大超級食物——黃豆、燕麥、藍莓、地瓜、菠菜——為主，搭配各種蔬果和五穀雜糧，提供讀者各式營養均衡的精力湯做法，並介紹各成分的營養、效用。讓各位讀者可以選用自己所需或是喜歡的食材，調配出既健康又美味的超級蔬果汁。

目錄

第3章 漿果之王——藍莓

第4章 長壽食品——地瓜

第5章

蔬菜之王——菠菜

第 1 章

豆中之王
——黃豆

黃豆又名大豆，有「豆中之王」的美稱，不僅美味，而且營養價值高、富含多種維生素，脂肪含量也是豆類中首位，是目前人類已知最完整、功能也最多的食品之一。

黃豆的營養成分豐富，主要有卵磷脂、大豆異黃酮、皂素、大豆蛋白、大豆纖維、脂肪等。其中，黃豆蛋白質的胺機酸組成比較接近人體所需胺機酸，屬於完全蛋白，除了營養價值高，還能幫助治療和預防癌症、骨質疏鬆症等疾病，同時也是「荷爾蒙補充療法」的最佳替代物質；亞油酸（不飽和脂肪酸的一種）除了能促進兒童神經發育，還能降低血中膽固醇，是預防高血壓、冠心病、動脈硬化等的良好食品。其他像是維生素B群、鈣、磷、鐵、鉀、鈉等營養素含量也很豐富，是二十一世紀首選的健康食品。

食用黃豆的好處有：

（一）提升免疫力。黃豆含植物性蛋白質，有「植物肉」之稱。人體若缺少蛋白質，免疫力會下降，也容易疲勞，而且吃黃豆還可以避免膽固醇升高的問題。

（二）健腦益智。黃豆富含大豆卵磷脂，是大腦重要的組成成分之一，其中的磷脂能增加神經機能和活力，幫助腦神經傳導，維持大腦靈活，所以多吃黃豆有助提升專注力、預防老年癡呆症。

（三）預防冠狀動脈硬化。黃豆中的大豆卵磷脂能促進脂溶性維生素的吸收，降低膽固醇，改善脂質代謝，既能預防和治療冠狀動脈硬化，也能強健人體各組織器官。

（四）提高學習工作的效率。黃豆富含蛋白質，可以增加大腦皮層的興奮和抑制功能，既有助提高學習和工作效率，也能幫助緩解沮喪、憂鬱的情緒。

（五）美白護膚。大豆異黃酮這種雌激素能改善皮膚衰老，同時緩解更年期症候群。根據日本研究發現，黃豆中的亞油酸可以有效阻止皮膚細胞中黑色素的合成。另外大豆卵磷脂也能修補受損細胞，有助抗老化、美肌潤膚。

（六）防癌。黃豆中富含人體無法自行合成的八種胺機酸，可以修復受損細胞、預防癌症。根據美國紐約大學實驗發現，黃豆中所含的蛋白酶抑制素能抑制多種癌症，尤其在抑制乳腺癌上效果極為明顯。而皂素能吸附並排除多餘膽固醇，減少腸內病變，進而起到預防大腸癌的效果。

（七）增強免疫抗氧化。黃豆中的大豆皂苷能清除人體內的自由基，有抗氧化作用，而且還能抑制腫瘤細胞，增強人體機能。此外，中醫也認為黃豆能滋補脾胃，幫助補充體力、調理體質、提高免疫力。

（八）降血脂。黃豆中的植物固醇能降低血液中的膽固醇，減少在腸道內吸收的膽固醇，有很好的降脂效果。

（九）助眠。黃豆中所含之色胺酸是合成血清素、退黑激素的前驅物，血清素、退黑激素能幫助入睡，在睡前喝一杯豆漿，能平穩情緒、有助入眠。

（十）預防骨質疏鬆症。黃豆中有豐富的鈣質，有助增加骨骼密度，預防骨質流失。

（十一）預防糖尿病。黃豆含有豐富的大豆纖維，能調節血糖，避免血糖急速上升。

（十二）改善女性更年期不適。黃豆中所含異黃酮素是一種植物性的天然荷爾蒙，與雌激素相似，可改善更年期症候群。

從中醫的角度來看，黃豆的味甘性平，能健脾利濕，益血補虛，有非常好的「健脾功效」。《名醫別錄》說：「生大豆逐水脹，除胃中熱痹、傷中、淋漏，下瘀血，散五臟結積、內寒。」常吃黃豆可以令人長肌膚、益顏色、增力氣、補虛開胃、益氣養血、下利大腸、潤燥消水，是一種很適合虛弱的人用來補益的食品。

綠豆桑葉豆漿

◇**材料**

桑葉　二〇克
黃豆　五〇克
綠豆　三〇克
冰糖　適量
水　適量

◇**作法**

1. 洗淨黃豆、綠豆、桑葉後放入豆漿機中。
2. 加入清水至豆漿水位線。
3. 蓋上蓋子啟動開關。

4.豆漿打好後可依口感加入適量冰糖。

◇功效

1.消水腫。

2.降膽固醇。

3.疏風散熱、潤肺止咳。

綠豆味甘、性寒，無毒，歸心、胃經，功效有清熱解毒、消暑利尿、消癰腫、潤喉止渴、明目降壓，常吃可以補益元氣，調和五臟。

中醫認為，綠豆味甘性涼，有清熱去火的功效。雖然醫師很少會將綠豆開進處方中，但其實綠豆有很好的療效，例如對中暑以及咽喉炎等就有不錯的成效；對腎炎、糖尿病、高血壓、動脈硬化、腸胃炎等也有一定的幫助。

在明代醫學家李時珍所寫的《本草綱目》中記載著：「綠豆消腫下氣，治寒熱，止泄痢，利小便，除脹滿，厚實腸胃，補益元氣，調和五臟，安精神，去浮風，潤皮膚，解金石、砒霜、草本等一切毒。」綠豆之所以能解毒，是因為綠豆蛋白會結合毒物形成沉澱物，使之減少或失去毒性，並且不容易被腸胃所吸收。同時，綠豆纖維會吸收膽汁，使這些沉澱物隨糞便排出體外，因而有解毒的功效。既然綠豆能解毒，自然也就有保肝的作用。

經現代研究證實，綠豆的營養價值很高，含有類黃酮、單寧、皂素、生物鹼、植物甾醇、香豆素、強心等物質，以及蛋白質、鈣、磷、鐵、胡蘿蔔素、維生素 B_1、維生素 B_2、尼克酸、煙酸和磷脂等營養素。

綠豆所含之蛋白質量多於白米，碳水化合物含量也豐富，脂肪質則較少。其中之無機鹽和礦物質可以補充人體因大量出汗所缺乏的相應物質；植物甾醇則可以替代膽固醇，使之不被人體所吸收，有降膽固醇的功效。

桑葉的用途很廣，既可以食用，也能用來製成藥物，有降血壓、降血脂、抗炎的效用。可在中藥房購買。

桑葉味苦甘，性寒，入肺肝經，有疏風清熱、涼血止瀉、清肝明目、潤肺止咳的功效。現存最早的中藥學專著、漢代的《神農本草經》稱其為「神仙草」，認為桑葉有補血、疏風、散熱、益肝通氣、降壓利尿的功效；《本草綱目》中則說桑葉能「治勞熱咳嗽，明目長髮。」

桑葉多用來治療外感風熱或溫病初起的發熱、頭痛、咳嗽等症狀，另外針對肝火或是風熱所導致的眼紅澀痛、多淚等也頗有效用。

桑葉有利水的作用，不僅可以促進排尿，還能排出積在細胞中的多餘水分，有消腫的功用。同時，桑葉也能清除血液中過多的中性脂肪和膽固醇，能降血脂，有清血的功能。因此，桑葉除了可以減肥，也能改善因肥胖所引起的高脂血症。

除了保健養生，桑葉還有美容護膚的效用，尤其對於臉部的痤瘡以及褐色斑有很好的療效。中醫認為，飲食過於油膩辛辣，脾胃會積熱生溼，導致便祕，容易誘發痤瘡。而桑葉屬於辛涼解表類藥物，有清熱解毒的功效。

根據現代藥理、醫學研究證實，桑葉的化學成分中含有異槲皮甙、有機酸、膽鹼、胡蘿蔔素、維生素B_1等，這些成分都能顯著抑制傷寒桿菌以及葡萄球菌的生長，而且還有降壓、降脂、抗衰老、增強耐力、降低膽固醇、抑制脂肪累積、抑制血栓生成、抑制腸內有害細菌繁殖、抑制有害的氧化物生成，並預防糖尿病，是很好的功能性食品。

桑葉的藥用價值普遍，因而大受歡迎。桑葉含有豐富的胺基酸、維生素、礦物質以及黃酮等多種生理活性物質，既是一味很好的中藥材，也是很平價的保健食品。

◇備註

1.因風寒感冒而有鼻塞、流清涕、咳嗽的人不宜食用本品。

2.女性於生理期間或懷孕期間不宜食用桑葉。

蜜棗黃豆牛奶

◇材料

黃豆粉	一五克
乾蜜棗	一五克
牛奶	二四〇毫升
冰糖	適量

◇作法

1. 洗淨乾蜜棗並用溫水泡軟。
2. 將黃豆粉、蜜棗、鮮奶以及適量開水加入果汁機中打兩分鐘。
3. 倒出後可放入適量冰糖飲用。

◇功效

1. 預防貧血。
2. 潤澤肌膚。

蜜棗是由紅棗加工而成，在《神農本草經》中，紅棗被列為上品。棗的味甘、性平，入脾、胃經，有補益脾胃、滋陰養血、養心安神、緩和藥性的功效。可用於病後體虛的滋補、脾氣虛所導致的食少、泄瀉、心悸怔忡以及氣血虧虛。

蜜棗的營養豐富，有大量蛋白質、碳水化合物、胡蘿蔔素和維生素C等營養素，功效也很多樣，主要有補血、益肺、降血脂、養胃調胃、補鐵、保護肝臟等，是非常理想的保健食品。

說起食用蜜棗的功效有：

（一）補充身體營養。蜜棗中含有維生素A、B群，以及人體生長時必不可少的鈣、鎂、鉀、鋅等礦物質，營養素豐富，可補充身體所需營養。

（二）降脂。蜜棗中有豐富的維生素C，有「鮮活的維生素C丸」之稱，能使人體中的膽固醇轉變為膽汁酸，降低血清膽固醇以及三酸甘油脂數值，可以保護血管、肝臟。同時，棗還能健全人體微血管，對高血壓和心血管疾病患者很有助益。

（三）補血養氣。蜜棗中的維生素P能促進人體中紅血球生成，提高血清白蛋白，對貧血、氣血虛弱等症有很好的療效。同時，棗中還含有豐富的鐵，有預防貧血的重要作用。

（四）提高人體免疫力。根據現代研究發現，棗能促進生成白血球，提高血清白蛋白，還有抑制癌細胞甚至使癌細胞轉向正常細胞的物質。

（五）減少罹患結石機率。棗中豐富的維生素C，可使體內多餘的膽固醇轉變為膽汁酸。減少膽固醇後，形成結石的機率也會隨之減少。

（六）防治骨質疏鬆症。棗中含有大量鈣質，可防治骨質疏鬆症，對準備進入更年期的人很有幫助。

（七）軟化血管。棗中所含的蘆丁能軟化血管，從而降低血壓，在防治高血壓上很有療效。

牛奶的味甘、性平，微寒，入心、肺、胃經，有補虛損、益肺胃、生津潤腸的功效，適用於氣血不足、營養不良、便祕、消渴、胃及十二指腸潰瘍等。

牛奶含有豐富的營養素，功效多樣，且消化率高達百分之九十八，價格又便宜，所以有「天然的營養聖品」「最均衡的天然食品」之稱。

牛奶中所含的蛋白質為高生物價的完全蛋白質，有人體必需的各種胺基酸，可以充分被人體吸收，修補身體，所以牛奶又被稱為是「全營養食品」，是維護人體健康的「白色血液」。

牛奶所含的碳水化合物以乳糖為主，可以提供熱量，也可以促進腸道中益菌生長，加強鈣質吸收。

除了蛋白質、碳水化合物，牛奶還含有多種維生素以及礦物質，例如維生素A、

B_2、D、鈣等。維生素A可以預防夜盲症，有抗氧化的功能；維生素B_2能滋潤肌膚、養顏美容、預防口角炎以及眼睛病變的發生；豐富的鈣質能增強牙齒以及骨質的密度，預防骨質疏鬆症，是補充鈣質的最佳食物來源。

整體而言，喝牛奶的好處有：

（一）促進智力發育。牛奶中的乳糖可以被消化分解成葡萄糖和半乳糖，而半乳糖是構成腦和神經組織的一種成分，所以喝牛奶能促進智力發育。

（二）抗衰老。根據研究成果顯示，牛奶中含有SOD（超氧化物歧化酶）這種生物活性物質。這種生物活性物質能清除人體內的自由基，增強人體免疫功能，促進新陳代謝，所以有抗老、養顏護膚的功能。同時牛奶中的鐵、銅和維生素A也有美容的作用，能防止肌膚變得乾燥暗沉，保持白皙、光滑潤澤。

（三）防治高血壓。牛奶中的鉀可以在血壓高時維持動脈血管壁的穩定，所以能減少中風危機並防治高血壓與心臟病。

其他像是鎮定安神、防癌、增強免疫系統功能、治療胃及十二指腸潰瘍、促進身體生長發育、防止人體吸收食物中有毒的金屬鉛和鎘、促進血清素大量分泌、提高大腦工作效率、促使傷口更快癒合、幫助入睡等也都是喝牛奶的好處。

◇**備註**

1. 脾胃虛寒者、肥胖者不宜飲用過多本品。
2. 便祕、糖尿病患者要慎食。

地瓜豆漿

◇**材料**

黃豆　一〇〇克

地瓜　六〇～一〇〇克

糖　適量

◇**作法**

1. 洗淨黃豆，泡水兩小時後放入電鍋蒸熟。
2. 地瓜削皮切塊後蒸熟。

3.將黃豆、地瓜以及約二五〇～三〇〇毫升的水加入果汁機中打勻。
4.在打好的豆漿中依口味加入適量的糖即可飲用。

◇功效

1.除痘，清宿便。
2.潤澤肌膚。

地瓜的營養價值豐富，含有多量的鈣質、多酚、蛋白質、澱粉、纖維素、鉀、維生素A、C、B、B_2、鐵、鈣質等營養素與植化素，地瓜皮中則有高量的黏液蛋白等多醣類物質，有「東方乳酸菌」的美稱，不僅能通便、減重、排毒，還能提升免疫力、抗發炎、防癌、改善皮膚乾燥、預防動脈血管硬化等。

地瓜所含有的膳食纖維是白米的十倍，膳食纖維能促進腸胃蠕動、清除宿便、降低產生便祕、痔瘡的機會，這就是地瓜有防癌、排毒功效的原因。此外，膳食纖維還能夠增加飽足感，並延緩血糖在體內的波動，對於想減重瘦身、控制血糖的人來說，是很健康的食物。

地瓜中的β胡蘿蔔素能抗氧化、減少自由基對身體的傷害，降低罹患心血管疾病的風險、維持視力健康、增強免疫力，有助於養生、保健、減緩老化；維生素C則能維持骨骼、牙齒健康、幫助傷口加速癒合，促進消化功能等；鎂能維持動脈、血液、骨骼、心臟、肌肉與神經系統的健全，幫助肌肉放鬆，還能有助對抗壓力；鉀能調節心跳以及神經訊號。

◇**備註**

糖尿病、腎臟病患者攝取地瓜時須適量。

蕎麥紅棗豆漿

◇**材料**

蕎麥　三〇克
紅棗　二〇克
黃豆　五〇克

冰糖　　適量

◇作法

1. 洗淨黃豆並泡軟。
2. 洗淨紅棗，去核、切碎。
3. 洗淨蕎麥，泡在清水中兩小時。
4. 將泡好的黃豆、蕎麥跟紅棗一起放入豆漿機中，加水後啟動機器。
5. 過濾打出的豆漿後，可依個人口味加入適量冰糖，或是不加也可以。

◇功效

為成長中青少年補充發育生長所需營養。

蕎麥的性平、味甘涼，歸胃、大腸經，有健脾益氣、開胃寬腸、消食化滯、除溼下氣的功效。

蕎麥的營養價值位居所有糧食作物之冠，不但營養成分豐富，營養價值也相對較高，還有其他糧食作物所沒有的特種微量元素以及藥用成分，能預防並治療現代文明病以及中老年心腦血管疾病，如高血壓、心臟病等。此外，蕎麥中的某些黃酮成分有抗菌、消炎、止咳、祛痰、平喘的效用，所以有「消炎糧食」的美稱。

蕎麥中所含之蛋白質有豐富的賴胺酸，微量元素鐵、錳、鋅、鎂以及膳食纖維，其中的微量元素有保護心血管有保護作用。

蕎麥所含的大量黃酮類化合物中，尤以蘆丁最富。蘆丁有多方面的生理功能，能維持微血管的抵抗力、降低其通透性及脆性、促進細胞增生、防止血細胞凝集、降血脂、擴張冠狀動脈等。豐富的維生素則能降低人體血脂與膽固醇，是治療高血壓與心血管疾病的輔助藥物。

綜合說來，蕎麥的效用有：

（一）防治糖尿病。蕎麥能有效降低血糖，因為蕎麥所含的鉻元素可促進胰島素在人體內發揮作用。

（二）抗癌。蕎麥中含有豐富的鎂。鎂能抑制癌症的發展，並幫助血管舒張、維持心肌正常功能、加強腸道蠕動，促進人體排出廢物。此外，蕎麥中所含的谷胱甘肽也是一種抗癌因子。它能抑制致癌物質，使其失去毒性，並通過消化道促使其排出體內。同時，蕎麥中所含的大量纖維也能刺激腸道蠕動，促進糞便排泄，因而降低腸道內致癌物質的濃度，降低結腸癌以及直腸癌的發病率。

（三）降低罹患心血管疾病的風險。蕎麥中含有豐富的鎂、煙酸以及蘆丁。其中，鎂能促進人體纖維蛋白溶解，使血管擴張，抑制凝血塊的形成，有抗拴塞的作用，也有助於降低血清膽固醇。煙酸能促進新陳代謝，增強解毒能力，也有擴張小血管以及降低血液膽固醇的作用。蘆丁則能降低人體血脂和膽固醇、軟化血管、保護視力、預防腦出血。

（四）預防便祕。蕎麥中的食物纖維是一般白米的八倍，所以在預防便祕上有很好的效果。

（五）美容養顏。蕎麥能夠幫助人體吸收並充分利用維生素C，也可保護細胞免受自由基的破壞，還能保持體內膠原蛋白的含量，避免產生皺紋。

◇備註

1. 本品不容易消化，故不適合早、晚餐飲用，且不宜飲用過多。
2. 脾胃虛寒者不宜飲用本品。

3.體質容易過敏者要謹慎食用。

青蔥燕麥豆漿

◇材料

燕麥	二〇克
蔥	三〇克
黃豆	五〇克
鹽	適量

◇作法

1.洗淨黃豆並泡軟。
2.洗淨燕麥以及蔥。
3.所有材料放入豆漿機中，加水後啟動機器。
4.過濾打出的豆漿後，可依個人口味加入適量鹽巴調味。

◇功效

1. 通便。
2. 降血糖、降膽固醇。

蔥的味辛，性溫，入肺、胃經。依《神農本草經》記載：「蔥實，味辛，溫，無毒。主明目，補中不足。」具有通腸活血、驅蟲解毒、發汗解表的功效，可用來治療感冒、頭痛、陰寒腹痛、小便不利、痢疾等病症。

蔥的主要營養成分有蛋白質、醣類、食物纖維，尤其膳食纖維很多，屬高纖蔬菜。此外還有礦物質磷、鐵、鎂、鈣，以及維生素C、β胡蘿蔔素等營養素。表皮細胞則有大量能殺菌的蔥辣素，以及蘋果酸、磷酸糖。

吃蔥的好處有：

（一）增進食慾。蔥含有烯丙基硫醚、微量元素硒，這兩項物質都能刺激消化液分泌，幫助增進食慾。

（二）促進血液循環。蔥含有多量的維生素C以及前列腺素A，能夠舒張小血管，促進血液循環，防止因血壓升高所引起的頭暈，保持大腦靈活，所以也有預防老年癡呆症的作用。

（三）預防胃癌。蔥裡頭含有微量元素硒，可以降低胃液內的亞硝酸鹽含量，在一定程度上能預防胃癌。

（四）治療感冒。蔥所含有的揮發油和辣素可以抗菌殺菌，能緩解喉嚨痛，在通過汗腺、呼吸道、泌尿系統排出時會輕微刺激到相關腺體的分泌，因而起到發汗、祛痰、利尿的作用，能有效治療感冒。

此外，蔥還有降血脂、降血糖、降血壓的作用。

燕麥是最有營養價值的雜糧之一，脂肪含量是白米的四倍，所含維生素E也多於白米，還有人體所需的八種胺基酸，可以增強人體免疫力、預防動脈粥樣硬化、高血壓、冠心病等，是很理想的營養補充食物。

燕麥含有豐富的亞油酸，有助於輔助治療糖尿病、脂肪肝、便祕、浮腫等症狀，也能有效增進中老年人的體力。

自古以來就有將燕麥入藥的傳統。燕麥味甘、性溫、無毒，具有補益脾胃、止虛汗和收斂止血等功效，所以像是燕麥麵湯等就是產婦、嬰幼兒、慢性疾病患者以及病後體弱者的食療補品。燕麥的含糖量少、蛋白質多、纖維素又高，所以也是心血管疾病跟糖尿病患者（糖尿病患者食用燕麥可以降低尿液的含糖量）的理想保健食品。

從營養價值來說，燕麥有如下的功用：

一、燕麥含有豐富的維生素B群以及鋅，這兩者有調節醣類跟脂肪類代謝的作用，可以有效降低人體膽固醇，經常食用能有效預防心腦血管疾病。

二、燕麥的含糖量少、蛋白質又多，對減肥很有幫助。

三、燕麥不僅含有豐富的植物纖維素，還有多量的維生素B_1、B_2，能通便潤腸，幫助解決便祕的困擾。

四、燕麥中含有豐富的鈣、磷、鐵、鋅等礦物質，有助預防骨質疏鬆、促進傷口癒合，防止貧血。

◇備註

1. 多汗的人不適宜飲用此品。
2. 患有胃腸道疾病，特別是胃潰瘍的人不宜喝太多。

第2章

金牌穀物
——燕麥

燕麥是一種低糖、高營養、高能的食品，被美國《時代週刊》評選為十大健康食品。

燕麥所含營養素有蛋白質、脂肪、維生素、膳食纖維以及礦物質等。燕麥的蛋白質含有人體所需的八種胺機酸；脂肪主要是單一不飽和脂肪酸、亞麻油酸和次亞麻油酸，其中亞麻油酸對脂肪肝、糖尿病、浮腫、便祕等有輔助療效；膳食纖維為β聚葡萄醣，β聚葡萄醣是一種葡萄糖的聚合物，也是燕麥高營養價值的來源之一，有降低熱量攝取、增加飽足感、促進排便、降低血中膽固醇及低密度脂蛋白膽固醇、加速代謝作用、改善心血管疾病、抑制飯後血糖濃度上升、改善腸內細菌叢生態，增加有益菌等效用。

燕麥的維生素B群含量是各穀類之首，其中的維生素B_1可以維持碳水化合物的正常代謝；B_2是人體內重要的輔酶構成成分，能促進糖、脂肪和蛋白質的代謝；維生素E有很強的抗氧化性；礦物質能預防骨質疏鬆症、幫助傷口癒合、預防貧血。

根據現代研究可知，燕麥能降糖、減肥、通便、防貧血、滋潤肌膚。而中醫的說法則是，燕麥性平、味甘，歸肝、脾、胃經，有補虛、收斂止洩、益肝和胃、固表止汗的功效，可用於吐血、血崩、白帶、便血、自汗、盜汗、肝胃不和所致食少、大便不暢等上。《本草綱目》中關於燕麥的記載是：「燕麥性味甘，平，無毒，有潤腸、通便作用，治難產等症。」

燕麥是營養成分很高的全穀類食品，為世界上公認的高營養雜糧之一，食用燕麥片的功效有：

（一）改善免疫系統。燕麥中豐富的β聚葡萄醣能增強巨噬細胞的活力，改善免疫系統，有效抵禦病毒、細菌和寄生蟲，進而提高人體免疫力。

（二）幫助瘦身。燕麥片中的膳食纖維豐富，容易有飽足感，可避免吃進過多食物，而且也有利於調節生理功能和新陳代謝，幫助消化更多能量。同時，膳食纖維有助腸胃蠕動，幫助排出毒素，預防便祕，所以有減肥瘦身的效果。

（三）降膽固醇。燕麥的可溶性膳食纖維能大量吸收人體的膽固醇並排出體外，降低「壞膽固醇」的數值。

（四）穩定情緒。燕麥中含有豐富的維生素B_6，維生素B_6能幫助提升人體血清素，進而讓人改善情緒，放鬆心情。

（五）防癌抗癌。β聚葡萄醣能殺滅肉瘤細胞、黑色素細胞等惡性細胞，有效抑制肝癌、乳腺癌，而且沒有任何毒副作用。

（六）美白抗皺。人體中的黑色素細胞會形成黑色素，表皮內所含黑色素的多寡會決定皮膚的顏色。燕麥中含有大量抗氧化成分可以有效減少黑色素，淡化色斑，保持皮膚白晰。同時，這些抗氧化物質也能有效清除自由基，減少自由基對皮膚細胞的傷害，減少皺紋出現。

燕麥優酪乳

◇材料

優酪乳　二〇〇毫升

燕麥片　一碗

◇作法

將燕麥與優酪乳一起放入果汁機中打勻後即可食用。

◇功效

1. 幫助瘦身減肥。
2. 清熱通便。

優酪乳英文是Yogurt，是乳製品的一種，固態稱為優格。除了含有豐富的營養還有大量的乳酸菌，能有效抑制有害細菌入侵、防止便祕、促進消化吸收，同時也有防癌的效果。

喝優酪乳主要的好處有：

（一）預防骨質疏鬆。優酪乳中含有豐富的鈣，於製作時又添加有維生素D，鈣跟維生素D對預防和治療骨質疏鬆有很關鍵的作用。而且優酪乳中加有乳酸菌，會將牛奶中的乳糖分解成乳酸，乳酸與鈣結合時最容易被人體吸收、利用，既有益於牙齒，也很適合罹患骨質疏鬆症的人飲用。

（二）提高免疫力。優酪乳含有大量的活性菌，可以改善腸道環境並產生一些增強免疫功能的物質，提高免疫機能，防止疾病。

（三）預防婦科感染。患有糖尿病的女性多有陰道酵母菌感染的問題，但有研究發現，若每天飲用兩百毫升的優酪乳，就可以使陰道的酸鹼值從六·〇降至四·〇（正常值為四·〇～四·五），減少酵母菌的感染。

（四）促進消化。優酪乳中的有機酸可以刺激胃液分泌、增加腸蠕動，提高食慾、促進消化。同時優酪乳會通過產生大量的短鏈脂肪酸來促進腸道蠕動以及菌體大量生長，以此改變滲透壓，防止便祕。減少了腹脹、便祕的問題，體內不再堆積老舊廢物，除了小腹會變平坦好看，也能達到美容的目的。

（五）改善痤瘡。優酪乳中富含高活性的無機礦物質微量元素鋅、維生素A以及維生素E，這些營養素有助於轉化以及排出體內某些有毒物質，可以減少對痤瘡的刺激並有助癒合。

（六）抗輻射。優酪乳有豐富的維生素B群，而維生素B能提高人體抵禦輻射損傷的能力。

（七）幫助鐵質吸收。優酪乳含有乳酸菌，能將腸胃道的環境營造成酸性，有助吸收鐵質。

（八）防癌。優酪乳中大量的乳酸菌跟有機酸不僅可以維護腸道正常功能，也有抑制癌細胞增殖並幫助人體殺滅多種致癌物質的功效，所以有助防癌。

（九）維護腸道菌叢。人體腸道中有多種細菌，有益菌也有壞菌，其中的益生菌就是保護人體腸道健康的健康菌叢，而優酪乳中就含有益生菌。益生菌等有益菌群可以形成生物屏障，多喝優酪乳就能抑制有害菌入侵腸道。

（十）幫助克服乳糖不適症。乳糖不適症的原因是因為對乳糖產生過敏，導致食用含乳糖的食物後產生腹瀉、腹鳴、消化不良等症狀。但是新鮮的優酪乳中含有乳糖酶活性，可以促進分解乳糖，改善乳糖不耐症。

（十一）降低膽固醇。優酪乳中含有3-3羥-3甲基戊二酸和乳酸，能有效降低膽固醇，所以也能預防心血管疾病。

蘋果燕麥豆漿

◇材料

蘋果　一個
黃豆　五〇克

燕麥片　三〇克

◇**作法**

1. 蘋果洗淨後切小塊。
2. 黃豆洗淨後泡清水約六~八小時。
3. 泡好的黃豆、蘋果跟燕麥片一起放入豆漿機中，打勻過濾後即可食用。

◇**功效**

1. 維持腸道健康。
2. 護肝降脂。

蘋果中含有許多具營養價值的植物化學成分、營養素及胺基酸。蘋果所含的胺基酸有十七種，其中七種是人體必需但自身無法合成的。另外，維生素H又稱為生物素，是一種維持人體自然生長和機能的水溶性維生素，無法經人工合成，但它既是脂肪和蛋白質正常代謝不可或缺的物質，也是維持正常成長、發育、健康的必要營養素；蘋果酚的功效極多，能抗氧化、消除異味、預防蛀牙、抑制黑色素、抑制活性氧、抑制血壓上升、抑制過敏反應，且極易在水中溶解，容易被人體所吸收；蘋果皮中則含有熊果酸，有降低肥胖症、葡萄糖耐受不良以及脂肪肝疾病的風險。

蘋果的營養既全面又容易被人體吸收消化，因此有「果中之王」的稱號，非常適合嬰兒、老人和病人食用。

早在古埃及，人們就把蘋果當成藥材來使用。古埃及人發現，常吃蘋果可以增強記憶力、促進大腦發育，此外還能保護視力、消除疲勞、養顏塑身、降低膽固醇、防高血壓……等。至於中醫則說，蘋果的味甘，性溫和，能健脾、開胃、潤肺、止咳、生津止渴、益心氣、除煩解暑、補血、安神，所以早在唐代就有將蘋果做藥用的記載。

蘋果中的糖、維生素和礦物質除了是大腦必需的營養素，其中的鋅元素更是人體內許多重要酶的組成部分，也會通過酶廣泛參與體內蛋白質、脂肪和糖的代謝，是促進人體成長發育的關鍵。同時，鋅也是構成核酸與蛋白質必不可少的元素，這兩者都是與記憶力息息相關的元素。若是缺乏鋅，將會使大腦皮層邊緣部海馬區發育不良，影響記憶力，若是幼童，則可能會使其學習能力出現障礙，所以多吃蘋果有增進記憶的效果，也因此，蘋果遂有「智慧果」「記憶果」的美稱。

根據研究，吃蘋果的好處有：

（一）防癌。蘋果中的多樣成分都有預防癌症的功效，像是多酚能抑制癌細胞增殖；黃酮類物質不但是最好的血管清理劑，還是一種高效的抗氧化劑，能降低癌症發病率，可謂癌症剋星；原花青素能預防結腸癌；豐富的植物性凝血素可以刺激淋巴細胞分裂，誘發產生干擾素，增強免疫力，有助防癌抗癌；維生素C、β胡蘿蔔素、茄紅素、維生素E能抗氧化，使細胞不易癌化，免受氧化傷害，進而預防癌症發生，同時也可以修復受傷、變異的細胞，抑制癌細胞形成；蘋果纖維中的果膠能清除腸道內有害物質，擊退致癌物，可預防大腸癌；另外像是枸櫞酸、蘋果酸、丹寧酸、山茶酚及槲皮素等有機酸也有抗氧化的作用以及防癌的功能。

（二）降血壓。蘋果中的鉀含量較多，能與人體中過多的鈉鹽結合，將之排出體外，既有助於平衡體內電解質，也能有效防治高血壓。同時，鉀離子也能保護血管，降低罹患高血壓、中風的機率。

（三）保護心臟。蘋果可以減少血液中壞膽固醇的含量，幫助溶解血栓，防止動脈栓塞及預防心臟病。而且蘋果富含葉酸，葉酸是維生素B的主要成分，加上番茄紅素、青花素，這些營養成分都有助預防心臟病。

（四）養顏美白。蘋果中的粗纖維能促進腸胃蠕動，幫助排便；多量的鐵、鋅、鎂等微量元素，能讓皮膚潤滑光澤有彈性；豐富的維生素C則可以有效抑制皮膚黑色素的形成，幫助消除皮膚色斑，增加血紅素，延緩皮膚衰老。果酸和抗氧化物也能有助讓皮膚更細膩、潤澤，所以有美容養顏的功效。

（五）保護牙齒。蘋果中的有機酸和果酸質可以殺死口腔細菌，有清潔口腔、防止蛀牙以及牙齦炎的作用。

（六）預防骨質疏鬆。女性更年期時容易出現鈣、鎂的代謝障礙，導致骨質疏鬆，而蘋果中多量的鈣、鎂等礦物質，能有助改善這種情況。同時，蘋果中還含有能增強骨質的礦物元素硼與錳。經美國研究表明，硼可以大幅增加血液中雌激素和其他化合物的濃度，這些物質能有效預防鈣質流失，有利吸收、利用鈣質，能有效預防骨質疏鬆症。

（七）預防膽結石。蘋果富含纖維質，纖維質經過腸道時會吸附細菌與病毒，刺激腸胃蠕動，清除體內的老舊廢物與毒素，避免人體中形成亞硝酸以及增加膽固醇而造成膽結石。加上蘋果會增加膽汁分泌與膽汁酸的功能，因此也可避免膽固醇沉澱在膽汁中形成膽結石。

（八）瘦身。蘋果中含有一種叫「果膠」的水溶性食物纖維，可以減少腸道內壞菌，幫助益菌繁殖，改善腸道菌叢狀況，有整腸作用，加之能讓人有飽腹感，所以有幫助減重瘦身的功效。同時，果膠還能促進排出腸胃道中的鉛、汞等有害物質，幫助清除體內代謝垃圾，排出體內毒素。

（九）通便兼止瀉。蘋果中所含有的纖維素能軟化大腸內糞便；有機酸則能刺激腸胃蠕動，有通便的效用。另一方面，蘋果中的果膠則能抑制腸道不正常的蠕動，減緩消化活動，有收斂作用，能抑制輕度腹瀉。

（十）增強記憶力。蘋果有「智慧果」「記憶果」的美稱，多吃能幫助增進記憶，這是因為蘋果中含有豐富的糖、維生素和礦物質等大腦必需的營養素，尤其是鋅。鋅是構成與記憶力息息相關的核酸與蛋白質必不可少的元素，若缺乏鋅，大腦皮層邊緣部海馬區會發育不良，影響人們記憶力與學習力。

（十一）緩解疲勞。蘋果中含有多糖、鉀離子、果膠、酒石酸、枸櫞酸，可以中和酸性體液，降低體液中的酸性。人體中若堆積過多酸性體液，將容易感到疲勞，吃蘋果就能有助緩解疲勞。

（十二）降低膽固醇。蘋果中的果酸、維生素能吸附膽固醇，使其隨糞便排出，有效降低血液中膽固醇的含量，預防動脈硬化以及心血管疾病。

（十三）防早老性痴呆。痴呆、失智症的其中一個原因是因為大腦神經細胞退化或受損，而蘋果酚中有抗氧化的作用，能保護神經細胞免受有害物質以及毒素等傷害，所以經常食用蘋果有助預防痴呆。

黃豆的營養成分、效用，可參考第十二頁。

◇備註

1. 豆漿稍帶寒性，若體質偏寒，可能會導致腹瀉，此時可減少攝取量。
2. 腎臟不好的人，喝了豆漿反會給腎臟帶來負擔，故要適量攝取，不宜喝太多。
3. 感冒、開刀復原期的病患要避免喝豆漿。
4. 喝豆漿時，量不要過多，一天以不超過二四〇毫升為限。
5. 豆漿一定要煮熟後才能喝。

地瓜山藥燕麥豆漿

◇材料

地瓜　一五克
黃豆　五〇克
燕麥片　二〇克
山藥　一五克

◇作法

1. 山藥、地瓜洗淨後削皮切小塊。
2. 黃豆洗淨後泡清水約六～八小時。
3. 將泡好的黃豆、地瓜、山藥、燕麥片、適量的水（通常是一杯黃豆加三杯水）一起放入豆漿機中，打勻過濾後即可食用。

*若沒有豆漿機可用果汁機，但打勻過濾後要煮熟才可食用。

◇功效

1. 促進排便，減重塑身。
2. 降低膽固醇，預防心血管疾病。

地瓜又稱蕃薯，在日本享有「長壽食品」的美譽，也是世界衛生組織評選出十大最佳蔬菜的冠軍。

中醫認為，地瓜性味甘平、無毒，歸經脾、腎，功效有補中和血、益氣生津、寬腸胃、通便祕。在《本草綱目拾遺》（清朝趙學敏著）中記載地瓜的功效有「補中，和血，暖胃，肥五臟」。

地瓜除肉的部分含有豐富的鈣質、多酚，地瓜皮也有多量的黏液蛋白等多醣類物質，可以降低血液中的膽固醇、保持血管彈性，有預防血管硬化及高血壓等心血管疾病的功用。

有些人之所以會把地瓜當成減肥食品，是因為與其他主食（如米、麵）比起來，地瓜熱量最低，膳食纖維含量又最高，吃了有飽足感。只不過地瓜偏甜，很容易不小心吃過量，若吃得太多，不但不能達到減肥目的，反而會增胖。

地瓜中的膳食纖維相當於米、麵的十倍，而且質地比較細，不會傷腸胃，還可以增加糞便體積和排出量、加速腸胃道蠕動、促進糞便排出，清除宿便、縮短有害物質在腸道內停留的時間、稀釋致癌物，降低發生便祕、痔瘡的機會，有排毒、防癌的功效。果膠也是一種可溶性的膳食纖維，會在胃裡形成黏稠的物質，延緩葡萄糖的吸收跟利用，還有降低血清膽固醇的好處。

根據研究表明，地瓜中有一種植物激素叫脫氫表雄酮，這種植物激素有助抗癌，特別是對於預防乳腺癌、結腸癌非常有效。因此地瓜可說是超級抗癌食物。

此外，地瓜還有維生素A、C、鉀、鈣、β胡蘿蔔素等營養素，其中的β胡蘿蔔素能抗氧化、減少自由基對身體的傷害，降低心血管疾病的風險。

黃豆的營養成分、效用可參考第十二頁。

山藥被譽為「神仙之藥」，含有醣類、蛋白質、維生素B群、維生素C等豐富營養素，還有特殊的植物黏液。這種植物黏液就是「膠質」，能潤澤肌膚，幫助保持肌膚水嫩，還可幫助降低血糖。

中醫認為，山藥味甘、性平，入脾、肺、腎三經，有補脾益腎、養肺、止瀉、斂汗等多種功效。《神農本草經》說山藥是：「主傷中、補虛、除寒熱邪氣、補中益氣。」《本草綱目》則記載山藥有「益腎氣、健脾胃、止泄痢、化痰涎、潤皮毛」的功效。山藥能補氣而不滯，養陰而不膩，所以中醫常用山藥治療脾虛泄、虛勞咳嗽、健忘煩熱、小便頻繁、夜尿、盜汗，以及糖尿病等疾病。此外，山藥入肺經，適量食用能有效強化肺部功能。

山藥豐富的維生素能幫助修補神經和細胞，加上有補腎的功效，可以強身健體，年長者若服用山藥，可以補充體力、安定神經。

經現代科學分析，山藥所含大量的黏蛋白是一種多糖蛋白質的混合物，對人體有特殊的保健作用，其成分是食物纖維，是腸內益菌食物的來源，可以幫助整腸、提高免疫力、養顏美容、增加抵抗力，還可以防止脂肪堆積在心血管中，保持血管彈性，預防動脈粥樣硬化，減少皮下脂肪堆積，預防類風濕關節炎等；多巴胺則能擴張血管，改善血液循環；澱粉酶有助消化食物，能幫助腸胃虛弱、容易拉肚子的人提升腸道吸收、改善腸胃功能；膽鹼和卵磷脂有助提高記憶力、延緩衰老。

◇備註

1. 糖尿病、腎臟病患者需避免吃過多地瓜。
2. 山藥皮中含有皂角素，黏液中含有植物鹼，有些人接觸到這兩者會過敏發癢，建議處理山藥時可戴上手套，避免直接接觸。
3. 體質燥熱、容易脹氣的人要少吃山藥；身體虛弱、有便祕（山藥有止瀉的作用）或患有急性炎症的人不宜食用山藥。
4. 山藥富含荷爾蒙，有「荷爾蒙之母」的稱號，若吃得太多，容易產生子宮肌瘤、子宮內膜異位、乳房纖維囊腫等症狀。

南瓜燕麥精力湯

◇材料

南瓜　一人分

燕麥片　　適量
水　　適量（可參考量米杯的分量，量米杯一杯即為二五〇毫升）

◇作法

1. 洗淨南瓜，切小塊並去籽。
2. 將南瓜、燕麥片、水放入果汁機中打。
3. 打好後煮沸即可食用。

◇功效

1. 益肝和胃，潤腸通便。
2. 降血壓、降血脂。

南瓜含有維生素A、B_1、B_2、C、F、碳水化合物、澱粉質、鉻、鎳、胡蘿蔔素、多種胺基酸等營養素，不僅營養豐富、食用價值高，在食療上也很有作用，能利尿、防癌、防浮腫，對防治高血壓、氣喘、糖尿病、腎臟病等都很有幫助。

根據《本草綱目》的記載，南瓜性溫味甘，入脾、胃經，有補中益氣、消炎止痛、化痰排膿、生肝氣、益肝血的效用。

食用南瓜主要的好處有：

（一）解毒。南瓜中含有維生素和果膠，果膠的吸附性佳，能消除體內細菌毒素以及其他有害物質，像是重金屬中的鉛、汞和放射性元素，能有效解毒。

（二）幫助消化，保護胃黏膜。南瓜能促進膽汁分泌，加強腸胃蠕動，幫助消化。而果膠則能保護腸胃道黏膜，促進潰瘍面癒合。

（三）降血糖。南瓜中的鈷是所有蔬菜中含量最多的。鈷能活化人體新陳代謝，促進造血功能，並參與人體內維生素B_{12}的合成，是胰島細胞必需的微量元素，對降低血糖、防治糖尿病都很有功效。

（四）防癌。南瓜中的維生素C能防止硝酸鹽在消化道中轉變成致癌物質亞硝酸，除了有防癌的功效，還有助肝、腎功能的恢復，促進肝、腎細胞再生。而甘露醇則能減少糞便中毒素對人體的危害。

（五）促進生長發育。維生素是維持正常生理功能所必需，在人體生長、代謝、發育過程中都發揮著極重要的作用，一旦缺乏某種維生素，將可能引起生理機能障凝而引發某種疾病。南瓜中含有豐富的維生素B、C，可補充人體所需營養，幫助發育。此外，南瓜中豐富的鋅會參與人體內核酸、蛋白質的合成，是腎上線皮質激素的的重要物質。胡蘿蔔素則能在人體內轉化成有重要生理功能的維生素A，對上皮組織的生長分化、維持正常視覺、促進骨骼發育都能起到作用。

（六）增強免疫力。南瓜多糖是一種非特異性免疫增強劑，能提高人體的免疫功能，促進細胞因子生成，透過活化補體等對免疫系統發揮多方面的調節作用。同時，澱粉進入人體會轉化為葡萄糖，而南瓜中的澱粉還有其他的營養素，所以也能增強人體的抵抗力。

（七）預防骨質疏鬆和高血壓。南瓜中含高鈣、高鉀、低鈉，能有助預防骨質疏鬆和高血壓。

（八）補血。清代名醫陳修園稱讚南瓜為「補血之妙品」。因為南瓜中含有人體造血所必需的微量元素鈷、鋅，以及鐵。鈷是構成維生素B_{12}的重要成分之一，可以幫助血液中紅血球正常運作；鋅會直接影響成熟紅血球的功能；鐵則是製造血紅蛋白的基本微量元素之一，所以吃南瓜有助補血。

◇**備註**

農民曆食物相剋表上，指出南瓜不宜與海鮮一起吃，容易對海鮮過敏的人要特別注意。

香蕉藍莓燕麥

◇**材料**

香蕉　一條
燕麥片　五湯匙
藍莓　適量

◇**作法**

1. 用熱水將燕麥片泡軟。
2. 洗淨藍莓。

3. 香蕉剝皮切成小塊。
4. 將香蕉、燕麥片、藍莓一起倒入果汁機中，加入適量的水一起打。打好後即可飲用。

◇功效

1. 增肌減脂。
2. 控制血壓。
3. 緩和情緒。
4. 維持體力。

香蕉幾乎含所有維生素和礦物質，像是膳食纖維、鉀、鎂、寡醣、胡蘿蔔素等，從中很容易能攝取到各種營養素。膳食纖維的通便效果良好，加上還有果膠的成分，能潤腸道，加速糞便通過，減少廢物停留在腸道中的時間，如此就能避免產生致癌物，有效預防腸癌；寡醣能降低腸道壞菌，增加好菌；鉀能防止血壓上升、肌肉痙攣、降低中風風險；鎂能消除疲勞。

根據中醫的說法，香蕉味甘、性寒，入肺、大腸經，有清熱、生津止渴、潤肺滑腸的功效，主治大便秘結、痔瘡出血等。

整體而言，香蕉的功效有：

（一）預防便祕。香蕉中含豐富的膳食纖維，通便效果佳，加上膳食纖維中的果膠可以充分潤滑腸道、促進腸道蠕動，使排便順暢。

（二）預防心血管疾病。香蕉中多量的鉀可以保持正常心肌收縮的協調作用，進而起到維持血壓穩定和預防心血管疾病的功效。

（三）預防痛風。香蕉中的鉀能幫助減少尿酸結晶沉澱在關節中，有助排出尿酸。

（四）舒緩眼睛疲勞。鉀可以幫助人體排出多餘鹽分，保持鈉鉀平衡，緩解眼睛乾澀、疼痛等不適症狀；β胡蘿蔔素進入人體後會轉換成維生素A，維生素A能保護眼睛，緩解眼睛疲勞並改善眼睛乾澀及疼痛的困擾，還可以防止眼睛過早衰老。

（五）預防胃潰瘍。香蕉中含有一種化學物質叫5-羥色胺，這種物質可以舒緩胃酸對胃黏膜的的刺激，促進黏膜細胞生長繁殖，產生更多黏膜來保護胃，並修復各種潰瘍損傷。

（六）防治憂鬱症。香蕉中的5-羥色胺及合成5-羥色胺，能使人心情放鬆、舒暢，有效改善憂鬱症。維生素B群能維持血糖正常，進而緩和神經系統，有效鎮定、放鬆身體，因此香蕉又有「快樂食品」之稱。

（七）提高免疫力。香蕉有能刺激免疫系統和白血球的成分，能誘發體內對抗病毒的因子，因此能提高免疫力，對預防感冒很有用，尤其是越成熟的香蕉，越有幫助。

（八）保持體力。香蕉的鉀含量較高，有助增強心臟功能，能有效提供能量、恢復體力。

（九）降低高血壓。香蕉含有豐富的鉀離子，有助降低體內的鈉元素含量，保持鈉鉀平衡，同時抑制鈉離子壓縮血管、毀壞新血管的作用，幫助降低血壓、維持神經肌肉的正常。

（十）改善貧血。香蕉中的膳食鐵元素，能促進產生紅血球和血紅蛋白，改善貧血。

（十一）控制食欲。香蕉含有豐富的抗性澱粉（無法被健康小腸吸收的澱粉），身體要吸收，需花上較長時間，因而比較有飽足感。想控制食慾的人可適量吃些香蕉。

（十二）幫助入睡。香蕉中的維生素B_6能安定神經，色胺酸則能促進腦內血清素合成。血清素能舒緩焦慮感、幫助穩定精神，所以能幫助入睡，強化睡眠品質。

（十三）消水腫。人體會水腫的其中一個原因是體內鈉離子過高，將水保留在細胞與組織內，於是引起水腫。而香蕉中含有豐富的鉀，可以有助平衡體內過多的鈉離子，有效消除水腫。

藍莓的營養、效用，可參考第六十六頁。

◇備註

1. 沒有熟透的香蕉不但沒有潤腸作用，反而會導致便祕，要避免食用。
2. 腎衰竭以及胃酸過多的患者不能食用香蕉。患有腎臟病、糖尿病的患者要避免吃太多香蕉。

草莓牛奶燕麥

◇材料

草莓　一〇〇克

燕麥片　二〇克

鮮奶　一〇〇毫升

◇作法

1. 用熱水泡軟燕麥片。
2. 洗淨草莓，去蒂，切成小塊。
3. 將草莓、燕麥片、鮮奶一起倒入果汁機中攪打。打好後即可飲用。

◇功效

1. 養胃。

2. 防治心腦血管疾病。
3. 美白。

草莓的營養豐富、營養價值高，含有蘋果十倍的維生素C，也是黃酮類等成分的重要來源，能促進生長發育、幫助消化、改善膚色、減輕腹瀉、潤澤喉嚨。

草莓胺對白血病、障礙性貧血等疾病有很好的療效。

近年來有醫學研究表明，草莓有益心、健腦的獨特功效，尤其對防治冠心病、腦溢血有很好的療效，甚至有國外研究發現，草莓中的某些有效成分可以抑制癌細胞的生長，而且草莓對治療白血病等血液疾病也有一定的療效，所以草莓又有「水果皇后」的美稱。

中醫認為，草莓味甘酸、性涼、無毒，有去火、解暑、清熱的作用，能生津、利痰、健脾、補血、化脂，在防治胃腸以及心血管疾病上有一定的效用。根據《本草綱目》記載，草莓能「補脾氣，固元氣，制伏亢陽，扶持衰土，壯精神，益氣，寬痞，消痰，解酒毒，止酒後發渴，利頭目，開心益志」。而且其營養成分容易為人體消化、吸收，吃多也不會受涼或上火，是老少皆宜的健康食品。

食用草莓的效用有：

（一）明目養肝。草莓中所含之胡蘿蔔素是合成維生素A的重要物質。維生素A是構成視網膜上感光細胞的基本元素，能輔助治療多種眼疾，若是缺乏，容易罹患「夜盲症」。此外，維生素A也能幫助眼睛黏膜細胞分泌淚液，適量補充能維護、保養眼睛。

（二）排毒、防癌。草莓的鞣酸含量很豐富。鞣酸能吸附、阻止人體吸收化學物質，能防癌。同時，草莓中豐富的維生素C抗氧化能力強，能保護身體不受到自由基的傷害，進而預防癌症，而且還能阻斷人體內強致癌物質亞硝銨的生成，可以破壞癌細胞增生時產生的特異酶活性，使癌變的細胞逆轉為正常的細胞。此外，草莓中的天冬氨酸能清除體內的重金屬離子，幫助排毒消脂兼瘦身，所以草莓在歐美又有「苗條果」之稱。

（三）增強抵抗力。草莓維生素C含量豐富，約是蘋果的十倍，能保護維生素A、E以及不飽和脂肪酸等不被氧化，增強免疫力。多量的有機酸則能增強抵抗力，預防感冒、泌尿道感染，以及牙齦出血。

（四）分解脂肪、降低膽固醇。草莓中的果膠、木質纖維加上泛酸的作用，可以幫助人體分解脂肪、降低膽固醇，還能促進腸胃蠕動，使排便順暢，讓致癌物質不易久留、排出體內，讓腸道類癌症不易形成。

（五）提神醒腦。草莓中豐富的維生素C有助於人體吸收鐵質，使細胞獲得滋養；強效的抗氧化劑能有效清除人體內有害的自由基；天然抗炎成分則能減少自由基的產生，除了可以保持腦細胞活躍、幫助振奮精神、驅趕疲勞，也有減緩衰老的功能。

（六）促進消化。草莓中所含的果膠跟纖維素，可以促進腸胃蠕動，促進消化、改善便祕。

牛奶的營養成分、效用可參考第二十二頁。

◇備註

乳糖不耐症患者喝牛奶易腹瀉，有些人腸胃較敏感不宜喝冰牛奶。

第 3 章

漿果之王
——藍莓

藍莓的營養豐富，不含脂肪，卻有多量的黃酮類、多糖類化合物、蛋白質、維生素、礦物質、膳食纖維和微量元素（鉀、鐵、鋅、鈣等），也有抗氧化劑，屬於強力的抗氧化水果，抗氧化力為四十幾種蔬果之首，有「抗氧化發電機」的稱號，食用藍莓不僅有助減緩老化、活化腦力、增強記憶力，還可以降低癌症發生率，所以藍莓又有「水果皇后」「漿果之王」以及「二十一世紀的維生素」之稱，也曾被美國《時代雜誌》推薦為十大健康食品之一。

藍莓的特殊營養成分中，花青素的含量非常高，種類也很豐富，有十五種以上，而且有一大優點——速效性。花青素是一種植物性水溶性色素，為天然的抗衰老營養補充劑，能維護彈力蛋白和穩定膠原蛋白，防止老化，還具有抗氧化作用，是一種非常好的自由基清除劑和脂質過氧化抑制劑，是目前發現最有效的抗氧化生物活性劑，可中和體內因新陳代謝所產生的自由基，讓身體免受自由基的傷害，增強免疫系統，抵抗病原菌和病毒感染，加速細胞組織的癒合率，同時抑制腫瘤細胞生長，維護細胞組織正常運作。

同時，花青素還能活化視網膜、促進視網膜細胞中的視紫質再生，可以維持良好視力、預防近視、強化視力、防止眼睛疲勞，還能預防眼睛黃斑部以及白內障等眼疾，有保護眼睛的功效。此外，藍莓還有改善微血管韌度、減緩血管硬化、提升腦部血液循環、維持腦部正常運作、增強記憶力、有效對抗紫外線、增強並延長維生素C的效用，使皮膚代謝良好等作用。

藍莓中含有的有機酸大部分都是枸櫞酸，其他則是熊果酸、奎寧酸和蘋果酸，其中熊果酸又稱為烏索酸，有廣泛的生物化學性，特別能預防腫瘤形成。中醫則認為熊果甙、熊果酸可入藥，主治尿道炎等症狀。

酚酸是多酚類物質之一，有良好的營養功能和抗氧化的藥裡活性，還能分解腹部脂肪，有助控制體重。藍莓中的酚酸有十多種，其中尤以氯原酸（咖啡鞣酸）的含量最高。經研究發現，氯原酸對多種癌症（包括肺癌、食道癌等）有明顯的抑制作用，抗氧化的效果也很好。

超氧化物歧化酶又稱ＳＯＤ，是一種重要的自由基清除劑，被譽為「二十一世紀的保健黃金」，而藍莓就含有豐富的ＳＯＤ。

藍莓的果膠含量豐富，是蘋果及香蕉的一～三倍。果膠是一種可溶性的纖維質，可以降低膽固醇、減少得冠狀動脈的機率，進而預防心臟病發以及中風。而且據研究發現，果膠能有效清除人體內沒有消化完的食糜，以及其他多種對腸道有害的有毒物質，還能調節餐後血糖、腸道內的菌叢平衡，對很多現代文明病也有很好的預防和輔助治療作用。

藍莓中的紫檀芪有抗氧化、抗癌、抗炎和防治糖尿病的功效，特別是在防治結腸癌方面，功效很值得期待。

類黃酮可以緩解老年性記憶衰退；微量元素錳對骨骼發育有關鍵性的影響作用；鉀能幫助維持體內液體平衡、穩定血壓以及保健心臟。

正因為藍莓富含上述多種營養成分，藥用價值以及營養保健功能都較高，所以被世界糧農組織推薦為五大健康水果之一。

就中醫的角度來說，藍莓微酸、性味甘平，是藥食同源的功能性保健食品，主要的功效有清肝明目、降脂降壓、養顏美容、延緩腦神經衰老、增強心臟功能、預防老年痴呆等。能抗潰瘍、抗炎、祛風除濕、強筋骨、滋陰補腎。

常吃藍莓的好處有：

（一）抗氧化。藍莓中的抗氧化物質不僅多，質量也佳。像是花青素、原花青素、花青素原，以及花青素配醣體等都是最佳的抗氧化物質，可以抑制活性氧。根據美國以及日本的研究報告指出，藍莓的抗氧化作用是各蔬果之冠，不但高出維生素E數倍，也高出銀杏葉五倍。而且雖然花青素會因加熱產生變化，但藍莓中所含有的十五種花青素較為穩定，在加工或調理時所造成的損失較少，較能保存下來。

（二）強健身體、增強免疫力。藍莓是新鮮水果中抗氧化劑含量最高的，有花青素、維生素C、E、A以及B群等。其中的花青素成分有利人體中自由基的中和。自由基會對細胞膜、DNA，以及其他細胞成分造成損害，引發各種疾病，諸如癌症、心血管疾病等，因此透過去除自由基就可以預防這些疾病的發生，增強人體自身的免疫抗病能力。另外還有銅、硒、鋅、鐵等，這些營養成分也有抗菌、增強免疫力的作用，而鐵尤其能增加血紅素和血液中氧濃度。因此，食用藍莓可提升免疫力，有預防感冒、發燒以及病毒、細菌性相關的傳染病等功效。

（三）抗癌。藍莓的果實含有抗癌物質，可以抑制癌細胞酶活性，限制其增殖。而且藍莓中含有葉酸，可以幫助女性預防子宮癌。藍莓紫檀芪的複合物則對於預防結腸和肝癌有很好的作用，至於鞣花酸、花青素和其他像是維生素C、銅等亦是有效防癌的抗氧化劑。酚酸化合物則可以抑制結腸的癌細胞擴散，並誘導癌細胞凋亡。

（四）維持血壓穩定。藍莓中有多量的鉀，鉀能幫助維持人體內的液體平衡，有助維持正常血壓。

（五）美容養顏。藍莓可以保護人體免受自由基的損傷，防止因過度日曬所造成的皮膚傷害，改善皮膚彈性、減少皮膚病和皺紋，由內而外美白肌膚，使肌膚光滑有彈性。

（六）防止老化。藍莓中豐富的青花素和維生素C都使得藍莓具有超強的抗氧化力，能中和會影響人體健康及老化的自由基，有防止老化的效用。

（七）維護視力。除了花青素可以減緩視力退化、預防以及延緩眼睛相關疾病，藍莓中的類胡蘿蔔素（黃體素、玉米黃素等）、黃酮類化合物（蘆丁、槲皮素等）、維生素C、維生素E、維生素A、硒、鋅、磷等營養素也有益於眼睛視力的健康。

（八）增強腦力。藍莓中的花青素、硒、維生素A、維生素B群、鋅、鈉、鉀、銅、鎂、磷、錳等元素可以預防神經元、腦細胞的老化以及死亡，也可以恢復中樞神經系統的健康，進而達到防治神經失調的相關疾病。此外還能有助改善已受傷的腦細胞和神經組織，長期維持敏銳的記憶力。更有研究發現，多吃藍莓能大幅提升學習記憶能力和運動技能，使人的心智更年輕。

（九）預防心臟疾病。藍莓可以強化心臟肌肉，也是一種預防心臟疾病的優良補充食品。這是因為藍莓含有高纖維素含量、豐富的抗氧化劑，還能溶解膽固醇。

（十）改善便祕。藍莓中所含有的纖維素可以改善便祕問題，而且維生素、鈉、銅和果糖都能增進人體腸胃道的消化能力。

藍莓香蕉精力湯

◇材料

冷凍藍莓　一杯（約一八〇克）
香蕉　兩根
椰棗　四個
嫩菠菜葉　兩杯
開水　兩杯

◇作法

1. 香蕉剝皮切小塊。
2. 洗淨菠菜，切成小段。

3.所有材料放入果汁機打勻即可。

◇功效

1.防止腦神經衰老。

2.保護大腦，避免氧化傷害。

香蕉的營養、效用可參考第五十七頁。

椰棗含有人體所需絕大部分營養，除有七種以上維生素，還有天然糖分、蛋白質、礦物質及其他營養成分，營養價值高、功效顯著，也有抗癌的功能，除自古以來被人們視為是很好的滋補營養食品，也被譽為是最有營養的乾果、沙漠麵包，更是世界公認的生命源泉。

椰棗的成分中有百分之七十以上都是單純的果糖，很容易消化，且血糖生成指數很低，所以甚至可以做為糖尿病患者的代糖，而且椰棗的脂肪及膽固醇極低，不但不用擔心肥胖問題，豐富的維生素與礦物質還能增進人體機能，有補中益氣、止咳潤肺、化痰平喘、維護健康的功效。

《本草綱目》中稱椰棗為「無漏子」，說其性味甘溫、無毒，功能主治益氣補虛，消食化痰。《本草拾遺》中說椰棗：「主溫中益氣，除痰嗽，補虛損。」《海藥本草》則說其：「消食，止咳嗽。虛羸。」

一般說來，椰棗的主要功效如下：

（一）有益生產。椰棗可以透過調節和收縮的作用刺激子宮，有助婦人生產，而且椰棗也能補充人體在生產過程中所需要的大量糖分。

（二）緩解腸胃不適。椰棗中的糖分很容易被吸收、消化，能緩解腸胃不適，加上椰棗所含纖維素非常柔軟，不會對敏感的腸胃造成傷害，其所含胺機酸既能有效幫助消化，也能讓身體更順利吸收營養，可以用來治療兒童腸胃病或胃潰瘍。

（三）治療便祕。椰棗對腸內好菌有助益，除了可以治療腸內擾動、恢復並增強腸道功能，也有治便祕的功效。同時，透過椰棗的通便效果，還能預防腸胃道疾病以及腸胃癌。

（四）有助減肥。椰棗內含有多種且大量的營養能抵禦飢餓感。椰棗本身的營養也能滿足身體需求、刺激腸胃，可以大量消耗熱量，幫助減肥。

（五）保健肝臟。椰棗有排毒的功效，可以清理累積在肝臟中的毒素與重金屬，幫助預防肝硬化。肝若製造過多的膠原蛋白，無法發揮功能、妥善代謝毒物，就會形成肝硬化，而椰棗能促進肝功能，保健肝臟。

（六）預防血管疾病。椰棗有高含量的鉀，有益心臟功能，也能預防動脈粥樣硬化。血管壁上若沉積過多的鈣，會使動脈窄化，造成血管堵塞的風險，也會提高中風和心臟病發作的機率。常吃椰棗可以幫助清理血管，預防血管堵塞堆積，並降低LDL膽固醇，起到預防心血管疾病的效用。

（七）保護眼睛。椰棗富含維生素A、葉黃素和玉米黃質。維生素A可以幫助角膜再生、保護眼睛；葉黃素和玉米黃質則可以幫助眼睛對抗有害的紫外線，延長眼睛壽命，保持功能。

（八）補充體力。椰棗的糖分可以健康的補充人體所需能量並提供飽足感。而且椰棗含有維生素，能刺激腦部活動，讓人更清醒、更有精力。

（九）緩解疼痛。椰棗富含鎂，能幫助緩解疼痛和腫脹。此外，椰棗還有天然抗生素的效果，能幫助抗菌、減少體內感染，可說是絕佳的天然藥物。

菠菜營養極為豐富，有「營養模範生」「維生素寶庫」之稱，富含多種營養素，很適合糖尿病、高血壓以及便祕患者食用。

菠菜中的維生素B_2可以幫助身體吸收其他維生素，也能防止口角炎、夜盲症；維生素A可以防止感冒；植物粗纖維可以促進腸道蠕動、利於排便；鉻以及類胰島素樣物質則有相似於胰島素的作用，能保持血糖穩定；維生素E和硒能抗衰老、促進細胞增殖、活化大腦、防止大腦老化；鎂可以將肌肉中的碳水化合物轉化為可利用的能量，有助緩解疲勞；維生素D則有助強健骨骼。

依中醫說法，菠菜味甘、性涼，入大腸、胃經，功效為養血、止血、潤燥、便血、大便澀滯，主治高血壓、頭痛、目眩、糖尿病、便祕、消化不良等。《日用本草》說菠菜能「解熱毒」；《本草綱目》則說菠菜能：「通血脈，開胸膈，下氣調中，止渴潤爆。」

整體而言，食用菠菜的好處有：

（一）通腸導便。菠菜含有大量的植物粗纖維，能促進腸道蠕動，利於排便，還能促進胰腺分泌，幫助消化。在治療痔瘡、慢性胰腺炎、便祕、肛裂等病症上都很有用。

（二）促進生長發育。菠菜中所含的胡蘿蔔素，在人體內能轉變成維生素A，既能維護正常視力和上皮細胞的健康，還能增強預防傳染病的能力。而且菠菜還有維生素C、鈣、磷、鐵、維生素E、葉酸等有益成分，能供給人體多種營養物質，促進兒童生長發育。孕婦多吃菠菜有利於胎兒大腦神經的發育，可以防止畸胎。

（三）促進新陳代謝。菠菜中含有氟-生齊酚、6-羥甲基蝶陡二酮以及微量元素物質，可以促進人體新陳代謝，增進身體健康。

（四）補血。菠菜含有豐富的類胡蘿蔔素、抗壞血酸，這兩者對身體健康和補血有重要作用。

（五）保護視力。菠菜中含有豐富的維生素A、胡蘿蔔素、類胡蘿蔔素、葉黃素、維生素B_2、鉀、鈣以及鎂等元素。維生素A、胡蘿蔔素、類胡蘿蔔素，能防止太陽光所引起的視網膜損害，有效降低視網膜退化的風險，進而保護視力，還能預防乾眼症。此外，菠菜的蛋白質、核黃素、鐵、磷等無機鹽的的含量也較高，這些營養素對眼睛也都有保健作用。葉黃素能有效預防眼睛衰老後所導致的「視網膜黃斑變性」；鉀、鈣、鎂等則能幫助眼部肌肉增強彈性，預防近視。

（六）保持血糖穩定。菠菜葉中含有一種類胰島素樣的物質，作用與哺乳類動物體內的胰島素很相似，食用後可以使體內血糖保持穩定。

◇備註

1. 患有心臟病以及正在腹瀉的人要避免食用藍莓。
2. 冷凍藍莓比起新鮮藍莓能釋放更多抗氧化劑，所以打成精力湯時建議使用冷凍藍莓。
3. 香蕉性寒，脾胃虛寒、便溏腹瀉、胃痛、關節炎、肌肉疼痛、骨折的人不要吃太多香蕉；患有急慢性腎炎、腎功能不全，以及胃酸過多的人則最好不要吃。
4. 椰棗汁性偏溫熱，不宜喝太多。
5. 菠菜含有較多的草酸，不適宜與動物肝類、蛋黃、大豆等含有豐富鐵質的食物一起吃，以免影響人體對鐵質的吸收。
6. 菠菜富含草酸，不宜與鈣片一起吃，否則不僅會阻礙人體吸收鈣，還容易形成結石。
7. 菠菜不宜與黃瓜同吃，因為黃瓜的維生素C分解酶會分解掉菠菜中豐富的維生素C。

藍莓精力湯

◇材料

藍莓　半杯（約九〇克）
黑莓　半杯
櫻桃　半杯
香蕉　一根
椰奶　一杯
瑪卡粉　一湯匙

◇作法

1. 香蕉剝皮，切小塊。
2. 洗淨藍莓、黑莓、櫻桃。
3. 所有材料放入果汁機打勻成泥狀即可。

◇功效

1. 提振精神，減緩疲勞。
2. 養顏美容。
3. 排除體內毒素與多餘脂肪

黑莓又稱為露莓，營養價值高，富含多種人體所需營養物質，有礦物質、維生素、二十種胺基酸（其中有八種人體必需胺基酸）、高效抗氧化活性物質等。

黑莓中的原花青素、花青素、SOD、胺機酸，以及鈣、鐵、硒、鋅等維生素更是超出藍莓幾倍甚至幾百倍以上，所以被歐美國家譽為「生命之果」「黑鑽石」。

黑莓的維生素E有延緩衰老的功效；硒能抗癌；胺基丁酸是人體必需的組成部分；礦物元素讓人體正常代謝。

中醫將黑莓歸為與「覆盆子」同類，說其味甘酸、性溫，歸肝、腎、膀胱經。《本草通玄》說：「覆盆子，甘平入腎，起陽治痿，固精攝溺，強腎而無燥熱之偏，固精而無疑澀之害，金玉之品也。」

黑莓是十大健康水果之一，含有的維生素、礦物質以及抗氧化物比草莓、蘋果、香蕉一類要來得更多些。黑莓同時也是一種超級食物，纖維含量高過小麥，加上營養豐富，保健功效也不少。根據英國《每日郵報》整理出英國營養學專家的論點，提出了黑莓的幾大保健功效。

（一）增強免疫力。黑莓中的維生素C高出藍莓兩倍。維生素C有助增強免疫系統、保持心血管健康、降低高血壓，並改善人體對鐵質的吸收，降低發生貧血的風險。

（二）幫助消化。黑莓中的纖維素含量很高，而纖維素對消化道健康非常重要，有助保持健康體重、降低高膽固醇。

（三）抗發炎。據研究指出，黑莓有抗發炎的效果，作用類似阿司匹靈類的止痛藥，而且黑莓能幫助收縮血管、減少出血量，在傳統醫藥中可用作傷口癒合藥。

（四）抗癌。黑莓中的花青素有抑制腫瘤細胞生長的作用，C3G的黃酮類化合物也能有效治療皮膚癌和肺癌。

（五）保護眼睛。黑莓所含的花青素跟維生素C能促進視網膜視紫質再生，進而有效改善視力；葉黃素則可以防止眼睛視網膜斑點形成，以及紫外線損傷眼睛，可謂是「天然美瞳之果」。

（六）保護心腦血管。黑莓的硒含量居所有水果之冠，配合花青素、原花青素以及維生素C可以有效清除血管中的自由基，分解膽固醇，恢復血管壁的彈性，預防動脈粥樣硬化，所以有「心臟守護神」之稱。

（七）強健骨骼。錳有助人體形成結締組織，對強健骨骼起到很重要的作用，而黑莓中就含有這個微量元素。

（八）穩定血糖。黑莓中的硒能抗氧化、保護胰島細胞不被氧化破壞並修復胰島β細胞，有助穩定血糖，控制糖尿病。

（九）保護肝臟。硒跟類黃酮等活性物質可以有效阻止病毒進入肝細胞，抗氧化活性則能清除肝臟中的毒素，使細胞再生。類黃酮還能減輕藥物對肝臟的毒副作用，保護肝臟減少損傷。

櫻桃的營養價值很高，營養成分也很多，含鐵量更是高於所有水果。鐵是合成人體血紅素的原料，吃櫻桃可以緩解貧血，有缺鐵性貧血、容易便祕、青春期以及更年期女性都很適合吃櫻桃，除了補鐵，也是養顏美容的首選水果。

食用櫻桃的好處很多，尤其鐵是合成人體血紅蛋白、肌紅蛋白的原料，對於人體免疫以及蛋白質合成、能量代謝等過程中發揮著重要的作用，同時也與大腦以及神經功能、衰老的過程等有密切的關係。

櫻桃可入藥，有發汗、益氣、祛風、勝濕的功效，可用作四肢麻木以及風濕性腰腿病的食療。依照中醫的說法，櫻桃的味甘酸，性微溫，能益脾胃，滋養肝腎，澀精止瀉，適用於脾胃虛寒、便溏腹瀉、食慾不振、貧血，以及有關節炎、慢性肝炎的患者，但是腎功能不全、少尿者不能多吃，便祕以及有虛熱咳嗽的人不能吃。《別錄》中說櫻桃「主調中，益脾氣」；《滇南本草》則說櫻桃能：「治一切虛症，能大補元氣，滋潤皮膚；浸酒服之，治左癱右瘓，四肢不仁，風濕腰腿疼痛。」

雖說常吃櫻桃可以補充體內鐵元素，促進血紅素再生，防治缺鐵性貧血，還可以增強體質，健腦益智，但也不能多吃。因為櫻桃含有氰甙，若是吃多了，會引起鐵中毒或是氰化物中毒。

除了鐵含量豐富，可以幫助補血，吃櫻桃還有許多好處：

（一）緩解肌肉酸痛。櫻桃中含有豐富的花青素、花色素、維生素E等，這些營養素都是很有效的抗氧化劑，可以促進血液循環，幫助排出尿酸，有效消除肌肉酸痛以及緩解因痛風、關節炎所引起的不適。尤其是花青素，還能降低發炎機率，起到消腫、減輕疼痛的作用。

（二）保健視力。櫻桃中的維生素A含量很高，常吃可以有效保健視力。

（三）消炎。膠原蛋白能提升組織的抗發炎能力，而櫻桃中所含的花青素與原花青素，可以促進血液循環，預防有害酵素破壞膠原蛋白。

椰奶又被稱為椰漿，是一種植物奶，是從成熟的椰子肉中榨取出來的奶白色液體。椰奶和椰子水不同，椰子水是半透明帶香甜味的，而椰奶為較濃稠的乳狀，是由椰子水與椰肉組合而成。

椰奶富含脂肪，健康功效同於椰子油，用途也很廣泛，用吃的可以舒緩喉嚨痛以及胃潰瘍，外用則能讓皮膚柔嫩、讓頭髮健康。

椰奶中含有中鏈脂肪酸，能提供大腦所需能量，日本醫學博士、抗老專家白澤卓二建議，若想預防失智症、保護大腦、讓大腦變年輕，可以常吃些椰奶。因為中鏈脂肪酸經肝臟分解後會產生酮體，可提供大腦所需能量，幫助腦神經細胞吸收葡萄糖，提升大腦功能。此外也有研究指出，若血液中酮體濃度高，有助活化大腦，因此常吃椰奶可以預防阿茲海默症。

中鏈脂肪酸除了可以做為大腦和肌肉能量的來源，其效果還有能燃燒原本堆積在體內的脂肪，幫助控制體重。

椰奶中還含有月桂酸和辛酸，這兩種物質都能抗病毒、抗菌，而且中鏈脂肪酸與抗氧化物質有相同的功能，所以也有抗癌的效果。

瑪卡是一種像蘿蔔的蔬菜，是營養最豐富的食物之一，可以通過改善人體生理健康和精神健康以提高身體對疾病的抵抗能力，被譽為「秘魯人參」，是近期非常受歡迎、矚目的超級食品以及天然保健食品。

瑪卡富含澱粉、蛋白質、鈣、鐵、纖維、十九種胺機酸、維生素、多種脂肪酸、芥子油苷類、生物鹼類和甾醇類化合物等生理活性成分，能幫助平衡男女激素，提高性功能、生育能力，以及調節內分泌、改善記憶、預防更年期骨質疏鬆、緩解疲勞、預防腫瘤等，可說是一種純天然的藥用植物。

瑪卡雖含有豐富的澱粉跟蛋白質，但並未做為主食食用，而是磨成粉加入各種料理中。由於瑪卡含有多種均衡的營養成分以及具生物活性的次生代謝產物，因此有多種保健和治療功效，傳統上多將之用來增強精力、提高生育力、治療更年期不適、風濕、憂鬱症、貧血等，經研究證實，瑪卡的確有調整內分泌系統、提高抗氧化能力、緩解疲勞、改善性功能、舒緩焦慮、增強記憶力等成效。此外瑪卡也有抗癌和抗白血病的作用。

食用瑪卡的具體功效如下：

（一）改善陽痿、早洩。瑪卡所含的胺機酸、多醣、礦物質、生物活性物質瑪珈烯、瑪珈酰胺等能幫助男性生殖器官迅速勃起、增強硬度，適合患有陽痿、早洩困擾的男性使用。

（二）緩解疲勞。瑪卡中高含量的鐵、蛋白質、胺機酸、鋅、牛磺酸等成分能增強肌肉耐力，消除疲勞，迅速補充體力，恢復精力，幫助強固免疫系統，提升人體抗病力。

（三）改善睡眠品質。瑪卡在秘魯被當成舒壓、消除焦慮的天然草藥，能有效改善因壓力造成的憂慮以及神經衰弱，可用來改善失眠多夢的症狀。

（四）舒緩更年期的不適。瑪卡中所含的多種生物鹼能夠調節腎上腺、胰腺、卵巢等功能，平衡體內荷爾蒙；豐富的牛磺酸、蛋白質能調理跟修復生理機能，改善氣血循環，緩解更年期的症狀。

（五）提高生育能力。瑪卡中含有豐富的生物鹼、精胺酸、果糖。其中，生物鹼能刺激生殖系統，使卵細胞、精子的數量增加；精胺酸、果糖能提高精子的活性以及動力。這些營養素都對提高受孕成功率有幫助。而芥子油甘則能改善性功能。

（六）降血脂。瑪卡中的亞油酸會在人體內與膽固醇相結合，讓膽固醇容易被運送至血管外組織，減少其在血管內的沉積，促使膽固醇轉化成膽汁酸後被排出。

（七）抗癌、抗病毒。瑪卡中含有駱醇、多醣、芥子油、異硫氰酸芐酯。駱醇能保護人體抵抗病毒感染；多醣能抑制病毒增生；芥子油甘、異硫氰酸芐酯則有抗癌的作用。

◇備註

1. 櫻桃富含鐵質，會阻礙維生素E的吸收，不適宜與堅果一同食用。
2. 嬰幼兒、哺乳期婦女、孕婦、患有甲狀腺疾病的患者不適合食用瑪卡。
3. 有甲狀腺問題的人，如欲食用瑪卡，請先諮詢醫生。

藍莓芒果精力湯

◇材料

藍莓　半杯
芒果　半杯
椰子水　適量

◇作法

1. 洗淨藍莓。
2. 芒果去皮切丁。
3. 所有材料放入果汁機打勻成泥狀即可。

◇功效

1. 提振精神，補充能量。

2. 降低罹癌、心臟病風險。

芒果有「熱帶水果之王」的美稱，含有蛋白質、糖、多量的維生素、膳食纖維、胡蘿蔔素和微量元素等，都是人體所必需。其中，維生素A有防癌的功效；膳食纖維能促進腸胃蠕動，預防便祕。食用芒果有養顏美容、防治高血壓以及動脈硬化的作用。

中醫認為，芒果味甘酸、性涼，有益胃止嘔、生津解渴、止暈眩的功效，能用以治療胃熱煩渴、嘔吐不適、暈車暈船等症狀。

總的來說，食用芒果的好處有：

（一）防治便祕。芒果中大量的纖維可以增加胃腸蠕動，促進排便、防治便祕，對防治結腸癌也很有效。

（二）養顏美容抗老化。芒果中有豐富的維生素A、維生素C、維生素E，抗氧性強，清潔血管的能力也很強，可以滋潤肌膚、防止色素沉澱、美化肌膚。同時，芒果中的芒果甙有強效抗脂質過氧化和保護腦神經元的作用，能延緩細胞衰老，激發肌膚細胞活力，有助於保持皮膚膠原蛋白彈性，延緩皺紋的出現。

（三）抗癌。據研究，維生素A有抗癌的效用，而芒果中正含有多量的維生素A。同時，芒果酮酸、異芒果醇酸等三醋酸和多酚類化合物也有抗癌的藥理作用。

（四）防治高血壓與動脈硬化。除了芒果中的維生素C、礦物質等營養素有防癌、防止動脈硬化的效用，多量的鉀也有助於降血壓。

（五）幫助止咳。芒果中含有一種芒果甙，有止咳的功效，能輔助治療咳嗽痰多、氣喘等。

（六）明目。芒果所含維生素A為眾水果之首，還有豐富的醣類。維生素A是多種黏膜組織（包括眼睛、上呼吸道和消化道黏膜）所必需的成分，可以促進分泌潤滑黏液，有助眼睛保健。

（七）增強免疫力。芒果的維生素C含量高，多於橘子、草莓等水果。而維生素C可以增強免疫細胞的活性，所以能提高人體免疫力。

椰子水含有多種人體必需胺機酸，像是精胺酸、丙胺酸、胱胺酸和絲胺酸的含量都比牛奶來得高，又被稱為天然保健飲料和「生命之水」。

飲用椰子水可以獲得的主要功效有：

（一）保護心血管，預防相關疾病。椰子水中有豐富的鉀以及L-精胺酸，這兩種物質可以促進血管擴張，保護心臟。多種的宏量及微量元素則有降血脂、降低膽固醇、預防以及控制高血壓的功效。

（二）抗老。椰子水中的維生素C很多，抗氧化的活性較強，在清除自由基上有很強的效力，可以緩解脂質過氧化。月桂酸和細胞激素也能幫助抗老化。

（三）補充電解質。運動後電解質會隨汗水大量流失，而椰子水中含有豐富的電解質，有鉀、鈉、鈣、鎂、醣類以及蛋白質，而且沒有添加任何糖分，適合補充身體所需。劇烈運動後飲用椰子水可防止嘔吐、腹瀉或脫水等症狀，也可以生津解渴、迅速緩解疲勞、補充體力。同時，豐富的電解質能促進神經傳導，刺激大腦。

（四）幫助排便。椰子水能供應我們日常的纖維需求且含有豐富的酵素，例如澱粉糖化酵素等，可以幫助腸道蠕動、促進消化，改善便祕問題。

（五）利尿。椰子水屬天然的利尿劑，飲用後可增加排尿量，稀釋尿液濃度，幫助預防膀胱炎。椰子水中的鉀離子則能幫助預防形成腎結石，但腎功能不好的人要避免飲用過量，因過量的蛋白質、鈉、鉀離子會影響腎臟代謝能力。

（六）緩解壓力。椰子水中有維生素B群，可以幫助安定神經，減緩緊張壓力。

（七）鞏固骨骼健康。椰子水中富含鈣與鉀，能強化骨骼、肌肉。

◇備註

1. 芒果不宜與酒類、大蒜等辛辣食物以及海鮮一起食用，容易引起過敏且對腎臟有害。
2. 患有腎炎跟糖尿病的患者都不宜食用芒果。

葡萄藍莓精力湯

◇材料

藍莓	六〇克
苜蓿芽	一〇克
紫高麗菜	一五克
紫葡萄	一五〇克

蘋果　一顆
冷開水　五四〇毫升

◇作法

1. 洗淨藍莓、苜蓿芽、葡萄。
2. 洗淨紫高麗菜以及蘋果，切小塊。
3. 所有材料放入果汁機中，蓋緊杯蓋，打成泥狀即完成。

◇功效

1. 提升身體抗氧化力。
2. 抗發炎。

苜蓿芽是一種天然的鹼性食物，可幫助中和體內血液的酸性，不僅熱量低，而且營養豐富，除了所含蛋白質是小麥的一・五倍，還有礦物質、微量元素、維生素、菸鹼酸、泛酸、葉綠素、膳食纖維以及多種酵素等。其中，維生素A、磷、鉀的含量都很高，還有維生素E，因此能防止促進老化的過氧化脂質產生並且強化血管、使血液循環更順暢，有防止老化、預防成人病、美化肌膚、清熱利尿、補血的功效。也因其豐富的營養以及高纖低卡的特性，成為許多減重民眾的理想食物。

苜蓿芽除了含有多元的營養素，胺機酸含量也相當完備，幾乎擁有所有人體所需的重要胺機酸，加上豐富的葉綠素，可說是低油脂、高鹼性、高纖維、高維生素、高酵素的營養食品，對中和尿酸、降低膽固醇、避免血液酸化等都很有幫助。

苜蓿芽的礦物質含量非常多，而且狀態很均衡，很方便吸收，加上屬於鹼性，在小腸中能起到中和作用。

除了上述的營養素，苜蓿芽還有豐富的天然植物性激素，可預防乳癌、子宮頸癌、心血管疾病等，但有性激素相關疾病的人，如紅斑性狼瘡等，不宜食用；所含八種酵素則能幫助人體消化吸收、分解脂肪酸、幫助血液凝固等。

依據中醫的說法，苜蓿芽歸脾、胃、腎經，功效有清脾胃、清濕熱、利尿、消腫，主治尿結石、膀胱結石、水腫、淋症、消渴。

就西醫說法，苜蓿芽不僅營養高，也有藥用價值，例如防出血以及清熱。

苜蓿芽含豐富的維生素K，而維生素K被認為有凝血的功能。根據實驗證實。

若用苜蓿芽來作為預防出血症候，成效很高，對各種小出血，以及肺、胃以及十二指腸的出血都有預防的效果。

苜蓿的屬性偏涼，進食之後能消除內火，尤其是在燥熱的季節，功效更是顯著。

紫高麗菜又稱做紫甘藍，營養豐富，除了有豐富的維生素C、V、E和B群、胡蘿蔔素、鈣、錳、鉬以及纖維素等營養素，還有高含量的花青素、異硫氰酸鹽及吲朵。異硫氰酸鹽的含量是是一般高麗菜的四倍，可以刺激活化肝臟的解毒酵素以幫助排毒。此外，甘藍的化學成分中含有半胱胺酸和優質蛋白，這兩者也都是能協助肝臟解毒的重要元素。

紫甘藍中的維生素B_6可幫助治療潰瘍，加速創面癒合；植物殺菌素則有抑菌消炎的作用，對緩解咽喉疼痛、外傷腫痛、蚊蟲叮咬、胃痛、牙痛等都有一定的效用。

就中醫的說法，紫高麗菜性平、味甘，歸脾、胃經。有預防衰老、抗氧化、舒緩壓力、抗疲勞、止癢、殺菌消炎、壯筋骨的功效。

常吃紫高麗菜的好處有：

（一）緩解貧血。甘藍類蔬菜都含有多量的葉酸，能幫助改善貧血。

（二）維護皮膚健康。紫高麗菜中含有豐富的硫元素。硫元素主要可用於殺蟲止癢，對於各種皮膚搔癢、濕疹等疾病有一定的療效，還能防治皮膚過敏。

（三）促進腸道蠕動。紫高麗菜中含有大量的纖維素，能加強腸胃功能，促進腸道蠕動，還能降低膽固醇。

（四）有助減肥。紫高麗菜中的鐵元素可以提高血氧含量，有助燃燒脂肪，進而幫助減肥。

（五）增強免疫力。紫高麗菜含豐富維生素E以及胡蘿蔔素，這些抗氧化成分能保護身體免受自由基的傷害，並幫助細胞更新，有助強健身體。常吃能提高免疫力，減少罹患心血管疾病的風險。

（六）降血壓。紫高麗菜中含有豐富的礦物質，其中尤以鉀含量最多。而鉀可以幫助調節人體內電解質的平衡，進而穩定、降低血壓。

（七）抗老。紫高麗菜中含有花青素，是最常見的抗氧化物質之一，能有效預防衰老和相關疾病。而且紫高麗菜中的維生素C含量很豐富，而維生素C就是最主要的抗氧化物質。維生素E和A也能有效延緩身體和皮膚的衰老，保護身體不被自由基傷害，有助更新細胞，預防癌症。

葡萄不但美味，而且營養價值很高，是一種極為滋補的水果，葡萄汁還被科學家譽為「植物奶」。

葡萄含有多量鐵質，可以補血、保護腦神經、強化免疫，以及改善暈眩、身體無力等狀況；多種果酸有助消化，能健脾和胃；還有多種維生素、礦物質、人體必需胺機酸，能改善神經衰弱、疲勞過度。

紫葡萄皮中含有一種黃酮類物質，可以清潔血管，避免形成膽固醇斑塊，對預防心腦血管疾病有一定的效用，吃葡萄時若能連同皮和葡萄籽一起吃，對心臟的保護作用會更好。

葡萄，尤其是紫色與紅色葡萄，含有較多花青素與鉀，能抗氧化、幫助降血壓。

據中醫的說法，葡萄味甘酸，性平，入肺、脾、腎經，能補氣血、強筋骨、利小便、安胎、滋養肝腎之陰，可治氣血衰弱、肺虛咳嗽、浮腫，以及改善腰腿酸軟無力、風濕性酸痛等症狀。《神農本草經》中就說吃葡萄可以：「益氣倍力強志，令人肥健，耐饑忍風寒，久食輕身不老延年。」而《名醫別錄》則說食用葡萄的效用有：「逐水，利小便。」

除了葡萄果實，葡萄皮中的白藜蘆醇以及葡萄籽中的原花青素含量都很多，有極高的藥用價值，若能連皮帶籽打成蔬果汁，就能攝取到完整的花青素。

具體來說，食用葡萄的好處有：

（一）預防心血管疾病。葡萄皮和葡萄籽中所含的白藜蘆醇屬抗氧化物質，能阻止血栓形成，降低人體血清膽固醇數值並降低血小版的凝聚力，有預防並治療心腦血管疾病的作用，且有益於局部缺血性心臟病和動脈粥樣硬化性心臟病患者的健康。水楊酸、花色甙和較多的鞣質也可稀釋血液，預防腦梗塞和中風。

（二）興奮、保護大腦。葡萄含糖量高，尤以能很快被人體吸收的葡萄糖為主，加之以有機酸、胺機酸、多種維生素，有興奮大腦神經的作用。而原花青素的小分子結構則能通透血腦障壁，提供並加強腦內抗氧化的能力，有預防腦細胞病變、老化的效用，同時能減少罹患老人癡呆症的風險。

（三）抗癌。葡萄中的類黃酮是一種強力的抗氧化劑，能清除體內自由基，有抗癌的功效；白藜蘆醇可防止正常細胞癌變，抑制已惡變的細胞擴散，有較強的防癌、抗癌功效。

（四）保護肝臟。葡萄中天然的活性物質（聚合苯酚）、葡萄糖、多種維生素、纖維素能保護肝臟，其中的聚合苯酚能與病毒或細菌中的蛋白質化和，使其失去傳染力，特別在殺滅肝炎病毒上有很好的作用。紫葡萄還能提高血漿蛋白，降低轉胺酶，對肝不好或是患有肝炎的人很有助益。而葡萄中的果酸也能防止肝炎後發生脂肪肝。

（五）排毒。中醫認為，葡萄可以健脾利尿。夏季時人體內容易累積大量毒素，而且內熱重，多吃些有利尿功效的葡萄可以幫助人體排出毒素，清除內熱。

（六）抗老。葡萄中除有類黃酮，還有原花青素這個很強的抗氧化、抗衰老物質，功效甚至高出維生素C、E好幾十倍。

（七）改善貧血。葡萄中含有維生素B_{12}，這個營養素有抗惡性貧血的作用，尤其若能帶皮一起吃，有益於治療惡性貧血。此外葡萄也是水果中含鐵元素最多的水果，是貧血患者的營養食品。

（八）幫助消化。葡萄中的果酸（酒石酸）含量多，適量食用能有助消化，健脾和胃。

（九）改善疲勞。葡萄中所含大量葡萄糖以及果糖在進入人體後會轉化成能量，迅速增強體力，有效消除身體疲勞。

蘋果的營養成分、功效可參考第四十二頁。

◇備註

1. 腎功能不全的患者、胃消化不良的人、紅斑性狼瘡患者不宜吃過多的苜蓿芽。
2. 痛風患者，以及患有風濕、類風溼性關節炎的患者不宜吃苜蓿芽。
3. 患有皮膚搔癢性疾病、眼部充血的患者忌食紫高麗菜；進行完腹腔、胸外科手術後的患者、有胃潰瘍以及出血特別嚴重者、腹瀉及患有肝病的患者不宜吃紫高麗菜。
4. 葡萄的升糖指數較高，糖尿病患者食用後需注意監控血糖。
5. 紫葡萄熱量較高，要注意攝取量。
6. 葡萄中含有大量的果糖，糖尿病人要盡量避免食用，經常腹瀉的人則要少吃。

甜菜胡蘿蔔汁

◇材料

胡蘿蔔　四〇克
甜菜　五〇克
白開水　二〇〇毫升
藍莓汁　一〇〇毫升
橄欖油　少許

◇**作法**

1. 胡蘿蔔洗淨後煮熟切成小塊。
2. 甜菜洗淨後不削皮，切小塊。
3. 所有材料及少許橄欖油放入果汁機中打約兩分鐘。

◇**功效**

1. 護肝補血。
2. 抗癌、抗氧化。

胡蘿蔔的營養價值很高，含有多種維生素、礦物質，以及澱粉、纖維素等糖類物質，在降血壓、降血糖、保護心臟、提高免疫力方面都有很好的功效，素有「小人參」的稱號。

李時珍稱胡蘿蔔為「菜蔬之王」，《本草綱目》中記載胡蘿蔔的功效有：「下氣補中，和胸膈腸胃，安五臟，令人健食，有益無損」。

胡蘿蔔中的槲皮素、山柰酚能增加冠狀動脈血流量、降低血脂、促進腎上腺素合成，有降壓強心的作用；琥珀酸鉀鹽能防止血管硬化、降低膽固醇、降血壓；葉酸能減少冠心病發病因素；木質素是一種免疫能力很強的物質，可以提升人體巨噬細胞的能力，加強人體免疫機制，間接消滅癌細胞並減少罹患感冒的機率；吸水性強的植物纖維在腸道中體積容易膨脹，可以加強腸道蠕動，促進通便；胡蘿蔔的營養成分中，最重要的就是胡蘿蔔素，計有有α、β（大多藏在外皮）、γ、ε-胡蘿蔔素和番茄烴、六氫番茄烴等類胡蘿蔔素，有治療夜盲症、保護呼吸道、促進兒童生長、清除自由基、抗衰老等功能，還有造血的作用，能補充人體所需血液。而且胡蘿蔔素會轉變成維生素A，維生素A是骨骼、牙齒正常生長發育的必需物質，能促進人體正常生長、維持上皮組織健康，有效預防上皮細胞癌變。其中的β胡蘿蔔素有抗氧化的效用，能幫助細胞減緩老化過程，日本科學家也發現β胡蘿蔔素能有效預防花粉症、過敏性皮膚炎等疾病，這是因為β胡蘿蔔素能調節細胞內平衡，使身體不容易出現過敏反應。同時，維生素A與β胡蘿蔔素都能緩解眼睛疲勞、乾澀，加強眼睛的辨色能力。而α胡蘿蔔素抑制捲3細胞的能力更是β胡蘿蔔素的十倍，在預防DNA異常變化上有很強的效果。

根據現代研究證實，胡蘿蔔汁對於病原菌有很大的抵抗作用，能對抗扁桃腺炎、鼻竇炎、咽喉頭炎、支氣管炎、肺炎等感染，美國的自然療法專家渥卡博士稱胡蘿蔔汁是「治癒潰瘍和癌症的世界奇藥」。

甜菜就是甜菜根，含有維生素C、A、B_1、B_2、粗蛋白、粗脂肪、膳食纖維、容易吸收消化的糖類以及多種礦物質，人們將之視為「綜合維生素」。

在古英國的傳統療法中，甜菜是治療血液疾病的天然藥物，被譽為「生命之根」，英國《BBC》曾報導過，每天飲用約五〇〇毫升的甜菜根汁能增強體力、恢復免疫系統、降低罹患慢性炎症的機率。在歐洲民間，甜菜的地位堪比靈芝。

甜菜根中含有「甜菜紅素」（又被稱為花青素）是一種很強的抗氧化劑，不但能減緩細胞氧化作用、延緩衰老，還能改善許多慢性炎症，所以在日本，甜菜又被稱為「奇蹟蔬菜」。

甜菜之所以被視為超級食物，主要原因是：

（一）保護血管。甜菜根含有豐富的硝酸鹽，含量約為一般蔬菜的二十倍之多。硝酸鹽能幫助提升血液中一氧化氮氣體的濃度，進而有助放鬆平滑肌、舒張血管、緩解血管硬化、促進血液循環。根據研究證實，吃適量的甜菜根能有效降低高血壓和減少罹患心血管疾病的風險。甜菜中的鎂則能調節軟化血管、防止血管中形成血栓，在治療高血壓上有重要作用。

（二）補血養顏。甜菜根含有優質的鐵和維生素B_{12}，是補血養顏的天然營養品。

（三）葉酸含量豐富。葉酸是人體組織生長時的必需營養素，孕婦若能適量攝取，不僅能預防胎兒畸形，還能預防胎兒出現先天性神經缺陷。同時，豐富的葉酸對於阿茲海默症也能發揮改善效用。

（四）保護胃腸。甜菜根中含有大量的纖維素和果膠，可以加強腸胃蠕動、促進腸道消化、防止便祕，還可以保持胃的酸鹼中和，預防罹患胃潰瘍。

（五）預防老年癡呆症。根據美國研究表明，甜菜根裡的硝酸鹽有助對抗痴呆症，因為硝酸鹽所產生的一氧化氮可以增進血流流向大腦，能有效改善大腦血液循環，幫助刺激認知能力，進而預防罹患老年失智症並延緩失智惡化的速度。

◇備註

1. 胡蘿蔔的食用量一天不能多於七〇克，若長期過量食用容易引起黃皮病。
2. 糖尿病患者以及腹瀉後忌食甜菜根。

苜蓿芽藍莓精力湯

◇材料

苜蓿芽	五〇克
水梨	半顆
核桃	五個
藍莓	一〇顆
白開水	二〇〇毫升

蜂蜜　　適量

◇作法

1. 水梨洗淨後削皮切成小塊。
2. 洗淨藍莓、苜蓿芽。
3. 稍微汆燙一下苜蓿芽。
4. 所有材料連同開水一起放入果汁機中攪打即可。
5. 喜歡喝甜的人可以加入一點蜂蜜調味。

◇功效

防病抗癌。

苜蓿芽的營養成分、功效可參考第九十二頁。

水梨的營養十分豐富，含有蘋果酸、檸檬酸、葡萄糖、多種維生素、礦物質等，有止咳、降血壓、提高人體免疫力的功效。

水梨的膳食纖維豐富，屬高纖水果，維生素雖比不上柑橘類，但比蘋果略高，也有多量的鉀，可稱得上是高鉀水果，鐵含量則跟葡萄差不多。

水梨所含有的鉀可以幫助人體細胞與組織正常運作、調節血壓；維生素C能保護細胞，增強白血球活性，有助維持皮膚彈性、光澤以及傷口癒合；水溶性纖維（果膠）則可降低膽固醇。

水梨性涼，味甘微酸，入肺、胃經，是潤燥解渴的佳品，有「天然礦泉水」之稱。中醫認為水梨有生津止咳、潤燥化痰、潤腸通便的功效。《本草綱目》中稱水梨是「百果之宗」，說：「梨，生者清六腑之熱，熟者滋五臟之陰。」可見梨子生吃、熟吃皆各有功效。生吃對呼吸道感染所造成的咽喉癢痛、聲音沙啞、便祕等症狀很有效；熟吃則能滋陰潤肺、止咳化痰。

除了當水果食用，水梨也有藥用價值：

（一）降血壓、降膽固醇。梨子中含大量蛋白質、鈣、鐵、磷、葡萄糖、蘋果酸、果糖、胡蘿蔔素，以及多種維生素，加之其性涼，能清熱鎮靜，適量食用能使血壓恢復正常並改善頭暈目眩等症狀。豐富的膳食纖維則能幫助降低膽固醇，有助於減肥。

（二）止咳化痰。梨子中所含的醣苷及鞣酸等成分能祛痰止咳，對喉嚨有很好的養護作用。

（三）保護內臟。梨子豐富的維生素B群能有效保護心臟、增強心肌活力、減輕疲勞。較多的多醣類物質和多種維生素則能保護肝臟。

（四）改善便祕。梨子中所含有的木質素以及纖維可以刺激腸道、有助消化、消除便祕。

核桃含有豐富的蛋白質、脂肪、礦物質和維生素等營養素，能通過延緩神經系統退行性疾病的發生來增強人的體質，進而達到延年益壽的目的，是世界「四大乾果」之一，有「萬歲子」「長壽果」「益智果」之稱，能補腎助陽、補肺斂肺、潤腸通便。

與其他堅果相比，核桃除了含有人體必需的脂肪酸等物質，還有較多的多酚、抗氧化劑等大量營養物。

核桃所含脂肪的主要成分是亞油酸甘油脂，不僅不會使膽固醇升高，還能減少腸道吸收膽固醇，很適合動脈硬化、高血壓和冠心病患者食用，這些油脂也可以提供大腦基質所需。

從中醫的角度來看，核桃性溫、味甘、無毒，入腎、肺、大腸經，有補血、潤肺、養神、潤腸通便、固精強腰等功效。《本草綱目》中說核桃能「養氣補血」，而且核桃中含有多種人體需要的微量元素，所以是中藥成藥的重要輔料。

中國古代早就發現核桃有補腦的作用，李時珍曾說過，核桃能「補腎通腦，有益智慧」，所以有「益智果」的美譽。根據現代科學研究，核桃之所以能補腦除了所含微量元素鋅和錳是腦垂體的重要成分，常吃有助於補充大腦營養，有健腦益智的效用，另外，核桃中還有抗氧化物質、賴胺酸、亞麻油酸、維生素B、維生素E、卵磷脂等營養素，這些成分都是大腦組織細胞代謝的重要物質，能滋養腦細胞，增強大腦功能。

自由基與癌症、衰老及其他疾病都有關，而抗氧化物質能對抗人體內的自由基，使人體免受許多疾病的侵害。核桃堪稱為「抗氧化之王」，常吃核桃除了能保健身體，對預防老年痴呆也很有助益。

賴胺酸是人體必需胺機酸之一，能促進人體發育、增強免疫功能、提高中樞神經組織功能，一旦有缺，可能會導致虛弱疲勞、噁心嘔吐、貧血頭暈、發育遲緩。食用核桃可以補充賴胺酸以促進人體生長發育，提高智力與記憶力。

核桃中的亞麻油酸也是一種人體的必需脂肪酸，而且和賴胺酸一樣，無法由人體自由合成，必需靠食物補充。亞麻油酸可以降低血脂、軟化血管、降血壓、預防並減低罹患心血管疾病的機率。

核桃中的維生素B會參與人體內糖、蛋白質和脂肪的代謝；E能防止細胞老化，能延緩衰老、健腦及增強記憶力。

卵磷脂又稱為蛋黃素，是和蛋白質、維生素並列的「第三營養素」。卵磷脂能增強大腦活力、消除腦部疲勞、增強記憶力、提高學習及工作的效率，還能修復受損傷的腦細胞，預防失智。

吃核桃除了可以健腦、補腦，還有其他功效：

（一）烏髮、美容。核桃中含有的角鯊烯與人體必需脂肪酸可以被人體迅速吸收，經常食用能保持肌膚潤澤光滑有彈性、防止頭髮脫落及過早變白；葉綠素可以促進新陳代謝，加速細胞生長、傷口癒合並減少皺紋產生；而亞麻油酸、鈣、磷、鐵、維生素E則能消除面部皺紋、防止肌膚衰老，是美容肌膚的天然食材。而且維生素E能使細胞免於自由基的傷害，是醫學界公認的抗衰老物質。

（二）幫助消化，避免便祕。核桃有豐富的纖維質，可以促進腸胃蠕動，幫助消化、排便。

（三）預防骨質疏鬆。核桃中的天然抗氧化劑和ω—3脂肪酸有助人體吸收鈣、磷、鋅等礦物質，促進骨骼發育生長，而ω—3脂肪酸更有助於保持骨密度，減少因為自由基而造成的骨質疏鬆。

蜂蜜主要是由兩種單糖類的葡萄糖和果糖所構成，在人體中不需要經過消化作用，可以直接轉化為能量被人體吸收，除了吸收起來更容易，也能讓血糖值上升，平衡血糖以降低空腹感。

蜂蜜的成分除了上述的葡萄糖與果糖，還有各種維生素、礦物質、多種胺機酸、酵素、激素、有機酸、酶類、芳香物和生物活性物質等，是人體補充營養的好選擇，可說既是食品，也是補品、美容聖品和天然的藥品。《藥品化義》中說：「蜂蜜采百花之精，味甘主補，滋養五臟」。

食用蜂蜜除了能滋補強壯、增強人體免疫功能以及美容，根據現代研究表明，蜂蜜還是一種營養豐富的食療佳品。就臨床上來看，單用蜂蜜或是將蜂蜜與其他藥物配合來治療各種疾病，都能取得良好的療效。像是調節腸胃功能，使胃酸正常分泌、增強腸道蠕動、縮短排便時間等，還可以消除胃痛以及胃燒灼，患有胃、十二指腸潰瘍的人，服用蜂蜜也有輔助治療的效用。此外，蜂蜜對心血管疾病、肝病、糖尿病、肺病、眼疾等都有很好的療效。

現代科學研究認為，蜂蜜中含有咖啡酸，有抗癌的效用。

在中國，蜂蜜自古就被當成食物與藥物來使用，而且被列為中藥裡的上品。中醫認為，蜂蜜的性味甘、平，歸肺、脾、大腸經，對腹痛、乾咳、便祕等都很有療效。《本草綱目》說：「蜂蜜生則性涼，故能清熱，熟則性溫，故能補中；甘而平和，故能解毒，柔而濡澤，故能潤燥，其入藥之功有五，清熱也、補中也、解毒也、潤燥也、止痛也……」。《神農本草經》中也說蜂蜜：「主心腹邪氣，諸驚癇痙，安五臟諸不足，益氣補中，止痛解毒，除眾病，和百藥，久服強志輕身，不饑不老。」指的就是蜂蜜兼具治病、強身兩大功用。這是因為蜂蜜中含有多種酶和礦物質，發生協同作用後，就能提高人體免疫力。而且蜂蜜中所含的酵素種類是所有食物種類最多的，這些酵素可以幫助人體吸收消化，促進人體新陳代謝。

◇備註

1. 糖尿病患者食用水梨時要節制，以免血糖飆高。
2. 水梨含鉀量多，腎臟病患者不宜吃太多。
3. 濕咳型咳嗽、脾胃虛寒、糞便總是稀稀水水的人，以及產婦最好不要吃水梨。
4. 一天吃梨不宜超過一顆，以免對脾胃造成傷害。
5. 梨與螃蟹皆屬寒性食物，盡量不要一起食用，以免造成腹瀉。
6. 便溏腹瀉、陰虛火旺、有熱痰咳嗽的人不宜吃核桃。
7. 有支氣管擴張或是患有肺結核的人，不能將酒與核桃一起吃。
8. 吃核桃時要避免喝茶。因茶葉中的鞣酸會和核桃中的鐵、蛋白質結合，形成不溶性且不易吸收消化的的沉澱物。
9. 核桃若和黃豆一起吃容易引起腹痛、腹脹、消化不良。
10. 未滿一歲的嬰兒、糖尿病患者、肝硬化者不適宜食用蜂蜜。

第 4 章

長壽食品
——地瓜

地瓜又名蕃薯、甘藷、紅薯，野生種是起源於美洲的熱帶地區，由印第安人人工種植成功，一直要到十六世紀末的明代才傳入中國。

地瓜的澱粉、纖維質都很豐富，是常見的主食之一。李時珍在《本草綱目》中說，南方人會把地瓜當米穀來果餐。但其實地瓜不宜吃太多，吃得太多很容易會產生脹氣以及排氣的副作用。

地瓜不僅好吃，價錢實惠，對人體健康也有很多好處，是世界衛生組織評選出來十大最佳蔬菜冠軍，也是日本國家癌症研究中心公布二十種抗癌蔬菜的榜首，被營養學家稱為最營養、最均衡的保健食品。

地瓜可說是近乎完美的食物，因為它熱量低，蛋白質比雞蛋要高，同時還含有豐富的糖、膳食纖維、維生素A、維生素B_6、維生素C、維生素E、鎂、鉀，還有豐富的賴胺酸、生物類黃酮等營養元素。地瓜含有豐富的膳食纖維，食用地瓜後，不僅可以增加飽足感，也可以延緩血糖在體內的波動，所以糖分吸收比較慢，血糖上升也比較慢，而且膳食纖維還能抑制脂肪吸收，減少皮下脂肪。

地瓜中豐富的維生素可以維持骨骼健康、消化功能、牙齒健康，在製造血球細胞上也起到有重要的效用。而且地瓜的維生素C不易因烹煮而流失，適量補充可以提高免疫力、預防感冒，還能幫助傷口癒合，並製造維持肌膚彈性的膠原蛋白。至於其中的維生素A則能預防乾眼症、夜盲症、改善結膜炎等。

想要攝取礦物質鎂，地瓜也是很好的食物來源。鎂可以維持動脈、血液、骨骼、心臟、肌肉與神經系統的健全，幫助對抗壓力。

食用地瓜還可以攝取到充分的鉀。鉀能調節心跳、神經訊號、放鬆肌肉、降低血壓、保持血管彈性，並幫助保護、控制腎臟的活動。

地瓜的β胡蘿蔔素等類胡蘿蔔素含量豐富，這類營養素能維持視力健康、增強免疫能力，同時也是很好的抗氧化劑，有助養生、保健、減緩老化。此外，β胡蘿蔔素、維生素C和葉酸也都有抗癌的作用。像是賴胺酸、胡蘿蔔素都可促使上皮細胞正常成熟，抑制上皮細胞異常分化，消除有致癌作用的自由基，阻止致癌物質與細胞核中的蛋白質結合，促進增強人體的免疫力。除此之外，經實驗發現，地瓜中的脫氫表雄酮（DHEA）對防治乳癌、大腸癌、抗老化也很有效。而且地瓜屬於鹼性食物，有助中和血液的酸鹼值，幫助排除體內毒素。

中醫認為，地瓜味甘、性平，有補中和血、益氣生津、寬腸胃及通便祕的作用。

地瓜中的膠原以及黏液多醣類物質可以預防動脈血管硬化、保持血管彈性、加強排出多餘的膽固醇、抗衰老、提高免疫力。其中，由於黏液蛋白在潤澤、抗炎上有很好的功效，所以也能保護呼吸道。

根據《本草綱目》《本草綱目拾遺》的記載，地瓜的功效有「補虛乏，益氣力、健脾胃、強腎陰」的功效，能使人「長壽少疾」。

吃地瓜時建議連皮一起吃，這樣更能吸收到地瓜完整的營養。不只地瓜肉含有豐富的鈣質與多酚，地瓜皮也含有豐富的黏液蛋白等多醣類物質，可以降低血液中的膽固醇、保持血管彈性，預防血管硬化以及高血壓等心血管疾病。地瓜皮豐富的纖維則能幫助清除宿便、調理腸胃健康、預防大腸病變。

地瓜屬於全穀根莖類食物，雖然健康、養生，也不能過量食用，若是吃得太多，對體重、血糖都會出現負面影響。

地瓜除了根莖，菜葉部分也可以當作蔬菜食用，其中豐富的維生素C、維生素E、β胡蘿蔔素、纖維素、鉀、鐵等營養素，食用後有預防癌症的功效。

地瓜營養價值雖高，甚至可蔚為高級保健食品，但在食用上也有幾點要注意：①地瓜的澱粉不容易被人體消化，容易導致脹氣、腹痛，所以不宜生吃；②容易腹脹、腸胃不佳的人要避免吃過多地瓜；③地瓜的含鉀量高，腎臟病患要注意食用量；

④糖尿病患僅能吃少量，一天建議不要吃超過一百公克。

地瓜精力湯

◇材料

地瓜　六～七小塊（約一八〇克）

燕麥片　四匙

薏仁粉　四匙

開水　二五〇毫升

◇作法

1. 地瓜洗淨後煮熟，切成小塊。
2. 所有材料放入果汁機中打勻即可。

◇功效

1. 幫助腸胃蠕動。
2. 增加飽足感，有助控制飲食量。

燕麥的營養成分、效用可參考第三十六頁。

薏仁是穀物的一種，富含澱粉、蛋白質、多種維生素以及人體所需的多種胺機酸，有抗腫瘤、增強免疫力、抗炎、降血糖、鎮痛解熱等功效。

經由科學研究證明，薏仁對癌症的抑制率可達三五％以上，是一種抗癌食物。薏仁抗癌的有效成分中包含了硒元素，能有效抑制癌細胞增值，可用來輔助治療胃癌、子宮頸癌。

薏仁含有多種維生素和礦物質，能促進新陳代謝和減少胃腸負擔，可當成病中或病後體弱患者的補益食品。常吃薏仁食品，對慢性腸炎、消化不良等症狀也有良好的改善效果。

薏仁既是普遍常吃的食物，也是常用的中藥，李時珍在《本草綱目》中說薏仁能「健脾益胃，補肺清熱，去風滲濕。炊飯食，治冷氣。煎飲，利小便熱淋」。

薏仁性味甘淡微寒，有利水消腫、健脾去溼、舒筋除痺、清熱排膿的功效，中醫常用來利水滲溼，可治療脾虛腹瀉、關節疼痛、水腫、腳氣等病。

薏仁也是一種美容食品，其中含有豐富的蛋白質分解酵素，能軟化皮膚角質，維生素E則有抗氧化的作用，常吃可以保持人體皮膚光澤細膩，對除斑、除粉刺都有很好的療效。

◇備註

薏仁性寒，不適合長期大量食用，建議不要連續食用超過一週。

地瓜優酪乳排毒飲

◇材料

地瓜　一顆

優酪乳　適量
蘋果　一個
開水　適量

◇作法

1. 地瓜洗淨後煮熟。
2. 煮熟的地瓜切成小塊（可削皮可不削皮）。
3. 蘋果洗淨切丁。
4. 所有材料放入果汁機中打成汁即可。

◇功效

有助消化，幫助排毒。

飲用**優酪乳**對人體有很多好處，其中所含的豐富乳酸菌是主要原因之一，因為乳酸菌屬於「益生菌」之一。

根據台灣乳酸菌協會的定義，益生菌是一種或多種微生物，人類食用後可增進腸道內菌叢品質，減少腸道內不好的細菌，改變腸道PH值，維持腸道健康，使腸道中致癌物質失去作用，預防大腸癌的發生。有研究指出，益生菌還可以改善腸躁症、預防乳糖消化不良、刺激腸道蠕動以改善便祕。

腸道除了是消化器官，也是人體重要的免疫器官，人體約有八〇％的免疫細菌都在腸道系統中，若能適當調節好腸道菌叢，就能預防產生過敏反應，而益生菌能直接改變腸道菌叢組成，間接地就會影響微生物產物來調節免疫細胞。

乳酸桿菌和雙歧桿菌等特定的菌株也可以促進一些免疫作用相關的細胞，像是巨噬細胞跟B細胞等，將抗原呈現在細胞膜上，讓T細胞得以辨識而啟動免疫機制，以此來調節T細胞和B細胞的作用，進而影響免疫功能。

優酪乳不只含有益生菌，因其原料來自於牛奶，所以也保有了牛奶的鈣質以及蛋白質等營養成分，持續飲用能兼顧營養與健康，具體來說可有以下幾點好處：

（一）預防骨質疏鬆。要預防和治療骨質疏鬆症，充足的營養必不可缺，其中，鈣和維生素D最為關鍵。乳製品，包含優酪乳在內，除了有鈣，製作時也添加了維生素D，對骨格有很大的助益。

（二）預防心血管疾病。有許多研究說明，益生菌以及益生質可以改善血脂，像是降低低密度脂蛋白膽固醇、三酸甘油脂，以及增加高密度脂蛋白，因此可預防心血管疾病。

（三）提高免疫力。優酪乳含有大量的活性菌，可以幫助改善乳糖不耐、腹瀉、腸炎、幽門螺旋桿菌感染等病症。根據美國的研究，優酪乳除了可改善腸道環境，也能提高人體免疫力，因優酪乳中含有乳酸菌，可以產生一些增強免疫功能的物質。而臺灣研究則發現，優酪乳能提高某些消炎藥的治療效果。

（四）預防婦科感染。患有糖尿病的女性多半有陰道酵母菌感染，根據一項研究指出，女性的糖尿病患者若有慢性酵母菌感染，只要每天飲用二〇〇毫升的優酪乳，就能使陰道酸鹼值從六．〇降到四．〇，並減少酵母菌感染。

（五）控制食慾。飲用優酪乳能增加飽足感，減少飢餓感，可以減少食物的攝取量，達到瘦身減肥的目的。

（六）防癌。優酪乳中所含有的有機酸可以增加腸道蠕動，刺激胃液分泌，而且大量的乳酸菌也有減少、消滅某些致癌物質的功效，從而有一定的防癌效果。

（七）美容美髮。優酪乳中豐富的胺機酸對頭髮有益，而且優酪乳能改善消化功能，防止便祕，抑制有害物質在腸道內產生、累積，所以能防止細胞老化，使皮膚白晰、美麗。

蘋果的營養成分、功效可參考第四十二頁。

山藥地瓜蘋果汁

◇材料

山藥　五～六公分長
地瓜　半顆
蘋果　半顆
開水　一二〇毫升

◇作法

1. 山藥去皮切丁。

2.地瓜洗淨後蒸熟切成小塊（可削皮可不削皮）。
3.蘋果洗淨切丁。
4.所有材料放入果汁機中打成汁即可。

◇功效

1.強健身體。
2.幫助舒緩壓力。

山藥是薯蕷的塊莖，被譽為「神仙之藥」。山藥含有醣類、蛋白質、維生素B群、維生素C等豐富營養素，還有特殊的植物黏液，有助潤澤肌膚，保持皮膚水嫩，還能幫助降血糖，而澱粉酶則能幫助食物消化，改善脾胃吸收功能。

山藥含有豐富的維生素，對修補神經和細胞都能發揮很好的效用，還有補腎的功效，所以能強身健體、補充體力，也有安定神經的效用。

根據近年來的研究指出，山藥能降低使人體衰老的酶活性，所含膽鹼和卵磷脂則有助提高大腦記憶力，常吃可以延緩衰老，增強免疫力。

山藥不僅是保健食品，也有調理疾病的藥用價值。山藥的味甘性平，入肺、脾、腎經，能補虛健脾胃，在中醫裡頭應用廣泛。《神農本草經》將山藥分類為「上品」，說山藥是「主傷中、補虛、除寒熱邪氣、補中益氣。」《本草綱目》中則說山藥能「益腎氣、健脾胃、止泄痢、化痰涎、潤皮毛。」

山藥能補氣而不滯，養陰而不膩，所以中醫常用山藥來治療脾虛泄瀉、虛勞咳嗽、健忘煩熱、遺精帶下、小便頻數、夜尿、盜汗、糖尿病等疾病。而且山藥入肺經，其所含皂苷、黏液質有潤滑、滋潤的作用，適當食用有助強化肺功能，可益肺氣、養肺陰。

山藥中含有多醣體與黏蛋白，這些膳食纖維是腸內益菌的食物來源，可以幫助整腸及養顏美容。多醣能對抗環磷醯胺所造成的細胞免疫抑制，使被抑制的細胞免疫功能恢復部分或完全正常，而且山藥還能加強白血球的吞噬作用，能有效提高免疫力。至於黏蛋白則是一種多醣蛋白質混和物，能預防脂肪沉積在心血管壁上，保持血管彈性，防止動脈過早發生硬化。

蘋果的營養成分、功效可參考第四十二頁。

◇備註

1. 使用生山藥較能保留營養，但生山藥容易促進腸胃蠕動，腸道過敏的人可能會因此出現腹瀉症狀。
2. 山藥富含荷爾蒙雌激素，有「荷爾蒙之母」的稱號，女性的荷爾蒙若分泌不穩定，吃得太多恐會導致婦女疾病。
3. 山藥也有止瀉的效果，容易便祕的人不適合吃太多。

地瓜牛奶

◇材料

地瓜　一五〇克

牛奶　三〇〇毫升

◇作法

1. 地瓜洗淨去皮，切成薄片後放入電鍋蒸熟。
2. 放涼的地瓜和牛奶一起放入果汁機中打成汁即可。

◇功效

1. 清腸護胃。
2. 降膽固醇，預防動脈硬化。
3. 預防骨質疏鬆。
4. 抗氧化、防癌抗癌。
5. 延緩肌膚老化、保持肌膚彈性。

牛奶的營養成分、功效可參考第二十二頁。

◇備註

1. 容易腹瀉或是患有脾虛、濕症等患者不適宜喝過多牛奶。
2. 牛奶不宜空腹喝。空腹喝牛奶會使牛奶過快進入大腸排泄系統，不但不能充分吸收到營養物質，而且牛奶中的胺機酸還會轉變成有毒物質。若是體內生成的乳糖酶較少的人，無法及時消化奶中的乳糖，就容易出現腹痛、腹瀉。

黑木耳地瓜牛奶

◇材料

地瓜　一個
牛奶　二〇〇毫升
黑木耳露　二〇〇毫升

◇作法

1. 地瓜去皮切小塊後放電鍋內蒸熟。
2. 所有材料倒入果汁機中打勻即可。

◇功效

清理腸胃，排出有毒物質與多餘脂肪。

牛奶的營養成分、功效可參考第二十二頁。

黑木耳可以入菜，可以入藥，也可用以進補，有「養生萬靈丹」「植物性燕窩」「中餐中的黑色瑰寶」等美稱，養生效果有補鈣、補鐵、防止膽固醇過高以及血管硬化，加上富含膳食纖維、多醣體和抗凝血物質三種成分以及低熱量，讓黑木耳成為熱門的健康食品。

黑木耳也被視為腸道清道夫，因其豐富的纖維素和一種特殊的植物膠質能促進腸胃蠕動，促使腸道排泄出腸道內的脂肪，減少吸收食物脂肪，起到防止肥胖以及減肥的作用。

根據營養師指出，食用黑木耳的效用有：

（一）降低膽固醇、控制血糖。黑木耳的膳食纖維中有可溶性纖維，能降低膽固醇以及飽和脂肪酸，減少產生血栓的機會，同時減緩醣類吸收，調節控制血糖的濃度。

（二）預防便祕。膳食纖維中的非水溶性纖維能增加糞便量，促進腸道蠕動，幫助排出體內大便中的有毒物質，清潔腸道，進而起到預防直腸癌及其他消化系統癌症的作用。

（三）降低罹患心血管疾病的風險。黑木耳中含有抗凝血物質，這種物質能減少血小版凝結，降低罹患心血管疾病的風險，因此中醫很重視黑木耳活血、通血的食療功效。

（四）提升免疫功能。黑木耳中也含有多醣體，和菌菇類食物一樣，食用後體內球蛋白組成成分會顯著增加，進而可增強抗體與身體免疫力。

（五）控制體重。黑木耳中含有豐富的纖維素和一種特殊的植物膠原（果膠），這兩種物質都能夠促進腸胃蠕動，排出堆積在腸道內的食物脂肪，而且果膠吸水後會膨脹，產生飽足感，加上膠質會黏附胃壁絨毛，可以減少吸收油脂和膽固醇以防止肥胖。

（六）防治心血管疾病。黑木耳含膠質以及酸性多醣體，可以降血脂與膽固醇。而且黑木耳含有維生素K、豐富的鈣和鎂等礦物質，能減少血液凝塊、防止動脈內膜增厚、管壁硬化，有效預防、溶解血栓，使血液流動順暢，緩和冠狀動脈粥樣硬化等症狀，減少心血管疾病的發生。

（七）補鐵補血。黑木耳被營養學家稱為「素中之葷」「素中之王」，鐵質含量很高，是各種葷素食品中含鐵量最多的，可及時為人體補充足夠的鐵質，是一種天然的補血食品。

（八）養顏美容。黑木耳中的含鐵量豐富，補鐵不僅能防止缺鐵性貧血，還能幫助養血美容，肌膚紅潤。同時，胡蘿蔔素進入人體後會轉變成維生素A，維生素A有潤澤皮膚毛髮的作用。此外，根據《本草綱目》的記載，吃黑木耳可以去除面上的黑斑、潤膚、防止皮膚老化。

從中醫的角度來看，黑木耳性平、味甘，歸胃、大腸經，功效有潤肺補腦、活血止血、補氣養血、潤肺止咳、降壓抗癌等功效。《本草綱目》中說，黑木耳主治益氣不饑等，有補氣益智，潤肺補腦，止血活血的功效。

黑木耳的效用雖多，仍屬於質地陰柔、偏寒涼的食物，若是長期過量服用，可能會傷害脾胃。

◇備註

1. 脾胃虛寒、有急性腸胃炎、有凝血功能問題的人，以及女性在生理期間覺得身體較虛弱或是腹部會冷痛的人，不宜食用黑木耳。
2. 手術以及拔牙前後要避免食用大量黑木耳。

綠豆地瓜豆漿

◇材料

地瓜　八〇克
黃豆　五〇克

綠豆　五〇克
白開水　適量

◇作法

1. 洗淨綠豆、黃豆，以約兩倍量的水浸泡六～八小時。
2. 地瓜去皮切小塊，放電鍋內蒸熟。
3. 所有材料放入豆漿機中，啟動按鍵煮成即可。

＊若想喝甜點的，可加入蜂蜜調味。

◇功效

1. 清熱解毒，消暑利尿。
2. 預防便祕，排出腸道膽固醇。

黃豆的營養成分、功效可參考第十二頁。

綠豆自古就被視為有清熱解毒、止渴消暑的功效，而且它不僅是一種食品，也被當成是一味中藥。

中醫認為，綠豆性涼、味甘，入心胃兩經，有清熱解毒、消暑除煩、止渴健胃、明目降壓的功效，尤其適合有中暑、咽喉疼痛、腮腺炎、口乾口苦、皮膚感染、泌尿系統感染、便祕等熱症患者食用。《本草綱目》中記載：「煮食綠豆可消腫下氣，清熱解毒，止渴，調和五臟，安精神，補元氣，潤皮膚；綠豆粉解諸熱，解毒藥，治瘡腫，療燙傷。」

根據現代研究證實，綠豆的營養價值很高，不僅有豐富的蛋白質、碳水化合物，還有鈣、磷、鐵、胡蘿蔔素等，而且脂肪質較少。

綠豆中所含的植物甾醇可以替代膽固醇使之不被人體吸收，因而有降膽固醇的效用；有效成分可以抗過敏，輔助治療蕁痲疹等過敏反應；蛋白質、磷脂有興奮神經、增進食慾的功能；胰蛋白酶抑制劑可以保護肝臟，減少蛋白分解，減少氮質血症，進而保護腎臟；綠豆蛋白、鞣質和黃酮類化合物可與有機磷農藥、汞、砷、鉛化合物結合形成沉澱物，使之減少或失去毒性。

除了上述效用，將綠豆煮成湯喝還有如下三種益處：

（一）消浮腫。綠豆能除溼利尿，進而可以消炎消腫，因此若有浮腫，或可煮些綠豆湯來喝。

（二）保護眼睛。中醫認為，「綠豆衣」能散翳明目，常喝綠豆湯能對眼睛起到一定的保護作用。

（三）促進生長發育。綠豆的營養價值高，蛋白質、鈣、磷的含量都很豐富，而這些營養素能促進和維持人體的生命發育以及各種生理機能。因此，常喝綠豆湯可以促進生長、補充營養、增強體力。

◇備註

1. 黃豆含多醣體，其中的胰蛋白酶會影響消化，容易造成脹氣，不宜多吃。
2. 痛風或高尿酸患者食用黃豆時要適量。
3. 黃豆屬於植物性蛋白，代謝後會產生含氮廢物，增加腎臟負擔，腎臟病患者不宜食用。
4. 平時四肢就容易冰涼乏力，或是有腰腿冷痛、糞便稀溏等寒涼體質症狀的人，不適合太常吃綠豆。

5. 綠豆中的大分子蛋白質需要轉化為小分子肽、胺機酸才能被人體吸收，老人、兒童以及身體較虛的人胃腸消化功能差，容易因消化不良導致腹瀉，不適合每天吃。

6. 懷孕三個月前的孕婦最好不要吃綠豆。因綠豆含有大量維生素A，吃多恐怕會影響胎兒發育。而且綠豆本身屬涼性，孕婦吃多了會使身體變陰虛，所以不建議長期食用。

地瓜鳳梨濃汁

◇材料

地瓜　一五〇克
鳳梨　一／六個
蜂蜜　一大匙
開水　二五〇毫升

◇作法

1. 地瓜洗淨蒸熟後切小塊（可去皮也可不去）。
2. 鳳梨去皮切小塊。
3. 所有材料放入果汁機中打勻即可。

◇功效

1. 排毒。
2. 代謝脂肪。

鳳梨的營養成分相當多元，有熱量、水分、粗蛋白、碳水化合物、膳食纖維、維生素C、鉀、鈣，此外還有獨特的「鳳梨酵素」。退黑激素的含量也很豐富，是補充退黑激素的佳品。

鳳梨酵素雖然容易讓人有咬舌感，但對健康頗有好處，尤其是以下二項：

（一）幫助消化。鳳梨能幫助分解蛋、豆、魚、肉類等屬於蛋白質類的食物，達到促進消化、吸收、減少腸胃不適的作用。

（二）防血栓。鳳梨酵素能分解人體中的纖維蛋白，有抗凝血、防止血栓形成的效用。因為人體中的纖維蛋白若是含量過高，容易增加血液濃稠度，甚至形成血凝塊，導致血栓或中風等疾病，但適度攝取鳳梨酵素則能有效改善、預防。

鳳梨蛋白酶中其實含有多種物質，包括過氧化物酶、酸性磷酸酶、鈣和蛋白酶抑制劑等。空腹食用時，鳳梨蛋白酶會進入血液，在全身發揮作用；和其他食物一起食用時，主要會幫助人體消化蛋白質，進而減輕消化系統的負擔。同時，鳳梨蛋白酶還能消除炎症和水腫。

根據近年來的研究證實，鳳梨所有部分都有藥用價值，例如鳳梨葉能幫助胰島素增敏、抗糖尿病；鳳梨酵素能抗發炎、改善關節與肌肉傷害、降低關節發炎病痛、改善消化道與呼吸道功能、增強免疫力、抑制癌細胞生長等。

除了藥用價值，食用鳳梨也有很好的保健功效：

（一）減肥瘦身。鳳梨中豐富的鳳梨酵素和膳食纖維有助腸胃蠕動、清腸解毒。鳳梨酵素還可以分解澱粉，使之不易形成脂肪囤積在體內，有助瘦身。

（二）美白抗老。鳳梨含有豐富的維生素C，維生素C有助抑制黑色素形成、淡化黑色素、去斑、促進皮膚新陳代謝、消除老化角質以及體內自由基、嫩白肌膚等。除了維生素C，維生素B也有美容的作用，可以使肌膚變得亮麗滋潤。

（三）促進消化。鳳梨所含的蛋白質分解酵素可以分解蛋白質跟脂肪，因而可以開胃順氣、解油膩、助消化。

（四）利尿。鳳梨中的糖、鹽以及酶有利尿消腫的功效，適量食用鳳梨，對腎炎小便不利、腎炎水腫等症狀都有不錯的食療效果。

（五）促進新陳代謝。鳳梨所含的維生素B_1與B_2能增進人體新陳代謝，進而有效去除疲勞。

（六）排毒。鳳梨有豐富的鳳梨酵素、膳食纖維以及多種礦物質，有助腸胃蠕動、促進排便。蛋白酶也能有效分解食物中的蛋白質，促進腸道吸收消化，有效防止便祕，加速排出毒素。

（七）有益心腦血管疾病。鳳梨酵素能分解纖維蛋白，促進血液循環，防止血液凝結和血栓形成、降低血液黏度，加上能降血壓，所以有抗血栓、預防心血管疾病的作用，對輔助治療心腦血管疾病也有一定的成效。

從中醫的角度來看，鳳梨味甘、微酸、性平，入胃、腎經，有止渴解煩、健脾解渴、消腫祛溼的功效。《本草綱目》說鳳梨能：「補脾胃，固元氣，制伏亢陽，扶持衰土，壯精神，益血，利頭目，開心益志。」多用於消化不良、腸炎腹瀉、傷暑、身熱煩渴等症，也能用於高血壓眩暈、手足軟弱無力的輔助治療。

蜂蜜的營養成分、功效可參考第一一〇頁。

◇備註

1. 鳳梨含糖量偏高，糖尿病患者、腎功能不佳者需依營養師的建議量攝取。
2. 建議可在飯後食用本品，以發揮鳳梨幫助蛋白質分解、吸收的好處，同時也能減少對腸胃不適者的刺激。
3. 有寒咳、虛咳症狀以及胃寒的人，不宜生飲鳳梨汁，皮膚有濕疹及瘡癤者更要忌食。

地瓜葉苦瓜養生汁

◇材料

地瓜葉　八片
苦瓜　一／三顆
芭樂　一／四顆
開水　一二〇毫升

◇作法

1. 地瓜葉洗淨後切絲。
2. 苦瓜、芭樂洗淨後切丁。
3. 所有材料放入果汁機中打勻即可。

*可依據個人口感決定是否加蜂蜜。

◇功效

穩定血糖，預防糖尿病

地瓜葉是地瓜發芽後長出的綠葉，地瓜為抗癌第一名的食物，地瓜葉當然也不遑多讓。

地瓜葉的營養多元，有蛋白質、胡蘿蔔素、鉀、鈣、磷、鐵、鎂、維生素C等，且含量都很高。鐵質有助改善貧血問題；鎂、鈣等則有助維護心臟、血管健康，促進鈣質吸收與利用，防止鈣沉澱在組織、血管內。

地瓜葉中所含多量的酚，有抗氧化及抗癌性，可以去除血液中的三酸甘油脂，還能降低膽固醇，被聯合國亞洲蔬菜研究發展中心認為是十大抗氧化蔬菜之一，成為近來備受矚目的健康食物。

依據中醫的說法，地瓜葉的味甘、性平，有補中益氣、生津潤燥、養血止血、通乳汁的功效。《本草綱目》中記載，地瓜葉的功效與地瓜類似，都是能補虛乏、益氣、健脾胃兼補腎。

食用地瓜葉的效用有：

（一）促進乳汁分泌。地瓜葉中含有黃酮類化合物等物質，會刺激荷爾蒙，促進乳汁分泌。

（二）強化視力。地瓜葉中含有豐富的維生素A，可以強化視力。

（三）減重降膽固醇。地瓜葉的纖維含量很高，在所有蔬菜中名列第五。高纖維質除了可以帶走人體內的膽固醇，食用後還有飽足感，加上熱量低，很適合用作減重的菜餚。

（四）抗氧化、提升免疫力。地瓜葉的維生素A含量在我們經常食用的食材中排名第七，是很好的抗氧化蔬菜。維生素A能維持皮膚及上呼吸道表層上皮細胞的健康，形成人體防衛機制的第一道防線，有助提升免疫功能。而且地瓜葉中所含抗氧化物也比一般蔬菜高出了五～十倍，在提高免疫力上也很有幫助。此外，地瓜葉所含之豐富多酚亦能預防細胞癌變。

（五）控制血壓。地瓜葉含高鉀，能有助控制血壓，預防高血壓。但是腎病患者需避免飲用其湯汁。

（六）緩解便祕。地瓜葉中豐富的膳食纖維能促進腸胃蠕動，幫助排便，改善便祕及痔瘡。

（七）排毒。地瓜葉含豐富的葉綠素，能夠「淨化血液」，幫助排毒。

（八）預防貧血。地瓜葉中含有豐富的鐵質、維生素A、C以及E，適量食用可以補充人體一天所需之營養並預防貧血。

（九）改善女性更年期症狀。地瓜葉中豐富的植物固醇，可以達到類似於女性荷爾蒙調節身體機能的功效，有效改善女性更年期所有不適。

中醫認為，**苦瓜**味苦、性寒，歸心、肺、脾、胃經，有消暑清熱、解毒健胃、利尿消腫的功效，主用於治療發熱、中暑、痢疾、目赤疼痛、惡瘡等。根據《本草綱目》記載，食用苦瓜有「除邪熱，解勞乏，清心明目」的效用。

苦瓜的成分中，除了有苦瓜甙，還有殷胺酸、丙胺酸β-丙氨酸、苯丙氨酸、α-胺基丁酸、瓜氨酸、半乳糖醛酸、果膠、礦物質和維生素等。其中，豐富的維生素B_1有預防和治療腳氣病、維持心臟功能的作用。現在科學研究也發現，苦瓜中含有類似胰島素的物質，有明顯降血糖的作用。

食用苦瓜的食療效用有：

（一）預防心血管疾病。苦瓜的維生素C含量很高，而維生素C可謂血管的清道夫，可以對抗脂質氧化、促進膽固醇代謝、維持血管彈性。苦瓜的另一個營養素維生素E也是能清除自由基的抗氧化物質，維生素E能防止血管內的脂肪被氧化而沉積，進而預防動脈硬化。另外像是維生素B群、苦瓜甙、類胡蘿蔔素等這些營養素也都能促進脂肪代謝。果膠則能幫助腸胃蠕動，降低血液中膽固醇的濃度。這些效用都有助於預防心血管疾病。

（二）幫助瘦身。苦瓜的脂肪含量以及糖含量都低、飽足感高，而且苦瓜素進入小腸後可以阻止腸道吸收脂肪、糖分，加上苦瓜能促進胰島素分泌，分解體內多餘脂肪，降低血糖值，所以很適合用作減肥食品。只是，若想利用苦瓜減肥，生吃效果最佳，因為加熱後，苦瓜素的活性會降低。

（三）排毒。根據中醫說法，臉上容易長青春痘的人多是因為體內火氣過旺，而苦瓜味苦、性寒，有清熱消暑、健胃解毒的功效，適量吃些苦瓜，有助消除體內火氣、代謝毒素，改善青春痘。但虛寒體質的人則不宜食用過量。

（四）美容養顏。苦瓜中含豐富的維生素C、E和苦瓜素，這些都是抗氧化物質，能對抗自由基，有除斑美白、預防老化的效果。

（五）降血糖。苦瓜的醣類和脂肪含量都低，又有豐富的膳食纖維，有助抑制血糖上升，維生素B群能幫助代謝醣類和脂肪。近年來經研究發現，苦瓜中含有三萜類化合物，這種物質可以促進細胞吸收葡萄糖，有助降低血糖。至於苦瓜素則能促進體內糖分解，也有降低血糖的作用，因此有學者稱苦瓜為「植物胰島素」。

（六）促進食慾，幫助消化。苦瓜中的苦瓜甙和苦味素可以刺激人體唾液、胃液的分泌，促進腸胃蠕動，有改善食慾不振以及開胃健胃、助消化的好處。苦瓜纖維也有幫助食物消化、緩解便祕的功效。

（七）抗癌。苦瓜的維生素C很豐富。維生素C就像是天然的抗氧化劑，能幫助人體消除自由基，降低細胞突變或破損的機會，並修復受損細胞，提升免疫功能，降低癌症或肝病變發生的機率。

芭樂幾乎可稱之為台灣的「國民水果」，一年四季都吃得到。芭樂不僅好吃，對健康也很有益處，它富含粗纖維、熱量低、纖維高、零膽固醇、水分多，而且容易有飽足感，很適合減肥者食用。芭樂屬於低GI值水果，有助控制血糖，所以對糖尿病人也很有好處。

芭樂的維生素C很多，幾乎是所有水果之首，是人體攝取維生素C的重要來源。維生素C對美白、抗老化、增添肌膚光澤很有幫助，也能維持牙齦健康、增強免疫力、預防感冒及上呼吸道感染、保護心臟和血管。

除了維生素C，芭樂還有豐富的蛋白質、醣類、維生素A、維生素B_6、鉀、磷、鈣、鎂、鐵、脂肪、食物纖維等營養素，常吃可以抗老、排出體內毒素、促進新陳代謝、調節生理機能，是很好的保健水果。

芭樂的性溫、味甘，澀酸無毒，有收斂止洩、消炎止血、止癢的功效，在中醫裡頭多用來治療泄瀉、久痢、濕疹、創傷出血、慢性腸炎、小兒消化不良等症。

根據研究，常吃芭樂對身體的好處有：

（一）提升免疫力。芭樂維生素C非常豐富，能提供人體每日所需的兩倍量，因此有提升免疫力、抗發炎與預防感染的作用。而且芭樂的維生素C屬於左旋式，與其本身就有之檸檬酸、蘋果酸等有機酸和高鉀起化合作用並經人體吸收後也能增強免疫力。此外，芭樂中所含蛋白質的胺機酸有八種之多，都是人體所需，糖中含容易吸收的多種醣類也有增強體力、加強人體免疫力的功效。

（二）防癌。芭樂中含有番茄紅素、槲皮素、維生素C以及各種多酚類，能夠抑制癌細胞生長。經證實，芭樂在預防前列腺癌、乳癌、皮膚癌、大腸癌等癌症上的作用頗值得期待。

（三）美膚。芭樂中含有豐富的維生素A、番茄紅素，以及石榴多酚和花青素兩大抗氧化成分，還有亞麻仁油、維生素C、B_6、E等能幫助撫平皺紋，讓肌膚白晰透亮，防止形成黑斑雀斑。而且芭樂中有八十一%的含水量，還有鈣、鎂、鋅等礦物質，能迅速補充肌膚所失水分，改善人體內缺水的情況，讓膚質更為明亮。

（四）降膽固醇和血壓。芭樂中的鎂不僅能降低膽固醇和血壓，還能放鬆肌肉，減輕偏頭痛的症狀，讓身心更放鬆。此外，維生素C也有利於提高血管彈性，將膽固醇分解成硫化物排出體外，從而清潔血管。而且因為芭樂含鉀，對控制高血壓與膽固醇也有一定的效用。

（五）改善便祕。芭樂的纖維質可以幫助消化系統恢復規律，促進腸胃蠕動，有效排出宿便。

（六）保健視力。芭樂富含維生素A，而維生素A能幫助維持視力、預防白內障等眼睛疾病的發生。

（七）提升注意力。芭樂中的維生素B_6能促進大腦血液循環，幫助提升、集中注意力。

（八）保健前列腺。根據美國國家癌症研究所研究，番茄紅素對前列腺癌以及前列腺肥大的病患都有一定的幫助。而芭樂中富含的番茄紅素甚至超過生番茄。因此男性若想保健前列腺，不妨多吃點芭樂。

（九）降低血糖血脂。芭樂中含有鉻元素。鉻元素在糖和脂肪的新陳代謝中起有重要的作用。根據研究證實，鉻能幫助降血糖、血脂，增加胰島素的敏感性，對糖尿病人來說是很好的食用水果。

（十）預防心血管疾病。芭樂中有較高的抗氧化劑，可以用來抵抗人體炎症和氧自由基的破壞作用，達到延緩衰老、預防動脈粥樣硬化和減緩癌變進程的效果。

（十一）澀腸止瀉。芭樂中含有生物鹼、熊果酸，收斂作用明顯，加上有良好的抑菌效用，在中醫裡頭多用來治療痢疾、泄瀉、便血等病症。

◇備註

1. 苦瓜可以降血糖，所以低血糖的人不適合吃苦瓜，此外，低血壓的人也不適宜吃，至於血糖、血壓正常的人則要注意勿吃過量。

2. 苦瓜性寒涼，脾胃虛寒、慢性腸胃炎患者、女性在經期中都不適宜吃苦瓜。

3. 苦瓜中的草酸會妨礙人體吸收鈣，若本身已缺鈣的人要避免或少吃苦瓜。

4. 苦瓜中含有微量的奎寧，奎寧會刺激子宮收縮、引起流產，孕婦要注意，不要食用過量。

5. 適量食用芭樂可以緩解便祕，但吃多了反而會造成便祕和上火，因此要控制食用量。

6. 陰虛火旺的人不適宜食用芭樂。

紅地瓜芝麻能量飲

◇材料

紅心地瓜　一條

黑芝麻粉　一〇公克

黃豆粉　一～二匙

開水　一二〇毫升

◇作法

1. 地瓜洗淨蒸熟後切小塊。
2. 所有材料放入果汁機中打勻即可。

*可依據個人口感決定是否加紅糖。

◇功效

增強體力，提升免疫力。

芝麻有分白芝麻與黑芝麻，但藥用上以黑芝麻為多，而且根據《本草綱目》的描述，黑芝麻的養生效用是更勝一籌。

中醫認為，芝麻味甘、性平、無毒，歸肝、腎、大腸經，有補益精血、潤燥滑腸、潤膚明目、補肝益腎的效果，屬於強壯滋養的藥物，可用於頭暈眼花、耳鳴耳聾、鬢髮早白、腸燥便祕。《本草求真》說：「胡麻（即芝麻）補血、暖脾、耐飢。

凡鬚髮不烏，以投。」可見，常吃芝麻既能使頭髮烏黑也有利於頭髮生長。這是因為芝麻含有豐富的蛋白質，可以補充營養，促進毛髮生長，預防掉髮。至於《神農本草經》則說「芝麻味甘性平，主治虛勞內傷病，可補五臟、益氣力、長肌肉、填髓腦，久服延年益壽」。

以現代營養學的角度來看，黑芝麻富含抗氧化成分，包括維生素E、鐵、鋅、鈣、芝麻素、花青素等，可以減少自由基對細胞的傷害，也是補鈣、預防骨質疏鬆症的絕佳飲食之一。除此之外，脂肪、蛋白質、醣類、纖維、卵磷脂、維生素B群、鎂、鉀及多種微量礦物質也是其主要的營養成分。

黑芝麻中的維生素E是脂溶性抗氧化維生素，可以防止細胞膜上的脂肪被氧化，保護細胞免受自由基傷害，並抑制血液中低密度膽固醇被氧化附著於血管壁，造成血管阻塞；鐵能輔助抗氧化酵素分解、消除新陳代謝產生的過氧化物質並預防缺鐵性貧血；鋅是抗氧化酵素的成分之一，能協助體內進行抗氧化，減少自由基對細胞的破壞；芝麻素是黑芝麻中所含的特殊成分，也是芝麻中脂溶性抗氧化群芝麻木酚素的主要成分，有很強的抗氧化功效，會由血液送到肝臟代謝成抗氧化物質，可以抑制脂質過氧化反應，預防過多自由基氧化造成的傷害，除了能增強免疫力，還能保護肝臟、促進新陳代謝、減少體內脂肪堆積以幫助減肥等，而且芝麻素也會刺激荷爾蒙結合蛋白的合成與循環，平衡過多的雌激素，降低乳癌發生率；鈣質可以預防骨質流失和骨質疏鬆；多種胺機酸以及微量元素可以促進身體的基礎代謝率，幫助瘦身減重；不飽和脂肪酸則有健腦益智、增強記憶力的功效；維生素B_6可以幫助恢復疲勞，提高抗壓性；色胺酸可以安撫情緒、舒緩壓力，有助提升睡眠品質。

常吃黑芝麻的養生功效有：

（一）保護心血管健康。黑芝麻含有不飽和脂肪酸亞油酸，這個物質能降低膽固醇總量和低密度膽固醇，有防治冠狀動脈硬化、保護心血管健康的作用。同時，黑芝麻中含有菸鹼酸，可保護吸煙者的血管，預防末稍血管硬化。加上芝麻素有抗氧化作用，也有助於抑制高血壓。

（二）抗衰老。根據《神農本草經》的記載，久服芝麻能「輕身不老」。而現代醫學研究則表示，黑芝麻所含維生素E為植物性食品中最多。維生素E能促進細胞分裂，延緩細胞衰老，常吃可以減少細胞內衰物質「游離基」的累積，起到抗老的作用。另外，木酚素也能增加抗氧化、抗腫瘤、抗發炎、抗老化的能力，幫助皮膚更加緊實、氣色更好。

（三）護髮烏髮。維生素E能幫助頭皮內的血液循環，促進頭髮生命力，並且有滋潤的作用，可以防止頭髮乾燥。加上芝麻中還有豐富的優質蛋白質、不飽和脂肪酸以及鈣質，這些營養物質可以養護頭髮，防止脫髮和白髮，使頭髮保持烏黑亮麗。對於因為貧血、虛弱所引起的脫髮或鬚髮早白有一定的效果。

（四）養顏治便祕。黑芝麻所含豐富的營養素在抗老及美容方面都有很大的作用。而且芝麻能治療便祕，其豐富的纖維素可以潤腸通便，加上油脂含量高，更能促進腸胃蠕動，幫助排便。一般有習慣性便祕的人腸內會積存毒素，這些毒素既會傷害人的肝臟也會導致皮膚粗糙。解決便祕的問題就能排出毒素，讓肌膚變得光澤細緻。另外，維生素E與木酚素也有良好的抗氧化能力，是養顏美容的絕佳補品。

（五）預防膽結石。黑芝麻成分中的卵磷脂是膽汁中的其中一個成分，如果膽汁中的膽固醇過高，加上與膽酸、卵磷脂的比例失調，就會沉積而形成膽結石，而卵磷脂可以分解、降低膽固醇，所以也可以防止形成膽結石。

（六）預防骨質疏鬆。黑芝麻是高鈣食物，含鈣量約是牛奶四倍，為補鈣佳品，適量食用可以補充鈣質，達到預防骨質疏鬆、加強孩童骨骼發育的效用。

（七）防止發胖。人體內如果缺乏維生素B_1會導致碳水化合物代謝不完全，以致容易發胖。除了米的胚芽，芝麻所含維生素B_1可謂最多。此外，芝麻中的蛋黃素、膽鹼等成分有能防止脂肪在人體內沉積的作用，還能改善新陳代謝，所以食用芝麻有防止人體發胖的效用。

（八）預防潰瘍。蛋白質能使腸胃的表皮細胞改變，若蛋白質太少，細菌容易滋長，就容易形成潰瘍。而芝麻中的蛋白質含量很豐富，所以能幫助消化，預防潰瘍。

黃豆的營養成分、功效可參考第十二頁。

◇備註

1. 有慢性腸炎、便溏腹瀉、火氣大者不宜吃黑芝麻。
2. 黑芝麻雖能降膽固醇，但須在總膽固醇量正常之下才能發揮調節膽固醇比例及結構的功效，所以膽固醇過高的人不能吃多。

地瓜薏仁活力飲

◇材料

地瓜	一條
馬鈴薯	二分之一個
薏仁	三分之一湯匙
開水	一二〇毫升

◇作法

1. 地瓜洗淨蒸熟後切小塊。
2. 生馬鈴薯去皮切丁（注意要去除芽眼）。
3. 所有材料放入果汁機中打勻即可。

＊可依據個人口感決定是否加紅糖。

◇功效

1. 增強體力。
2. 舒緩壓力。

馬鈴薯是全球第三大重要的糧食作物，各種營養成分比例均衡，不僅有很高的營養價值也有很高的藥用價值。

馬鈴薯含有大量的碳水化合物，能供給人體大量熱能，也有非常全面的營養成分與合理的營養結構，包括有蛋白質、磷、鈣、維生素等，被營養學家們稱為「十全十美」的食物。

馬鈴薯的維生素C是蘋果的十倍，有抗氧化以及防癌的作用，可以促進形成膠原蛋白，有益於增進體內結締組織、骨骼以及牙齒的健康，加上馬鈴薯的維生素B群是蘋果的四倍，各種礦物質也是蘋果的數倍，所以有「地下蘋果」之稱。

馬鈴薯的外皮富含綠原酸和硫辛酸，綠原酸能幫助抗氧化和抗癌，硫辛酸可以淡斑、防止皮膚老化。此外馬鈴薯也含有能幫助預防老年疾病的膳食抗氧化劑以及有利於健康、可降低大腸癌罹患率的膳食纖維。馬鈴薯的營養多元，較之人參、燕窩、蜂王漿等昂貴食物，可說是平價的抗老化食物。

馬鈴薯的鉀含量跟維生素B_6含量也很多，根據研究指出，含鉀量高的食物可以降低中風發病率，對消化不良也很有用，是胃病和心臟病患優質的保健飲食。

鉀離子能保持腦部、神經、心臟與肌肉正常工作，所以每天攝取足夠的鉀離子有助控制高血壓、預防中風、減少水腫發生並且保護心臟與血管彈性。另外像是肌肉無力、食慾不振的人、長期服用利尿劑或輕瀉劑的人都可以多吃富含鉀元素的馬鈴薯，以補充體內缺乏的鉀。同時鉀也可以取代體內的鈉，並將鈉排出體外，有利高血壓和腎炎水腫患者恢復健康。

此外，馬鈴薯還是絕佳的胺機酸來源，特別是離胺酸。離胺酸效用很大，可以對抗癌症、肝臟疾病、發炎，以及引起類風濕性關節炎、膝蓋疼痛、自體免疫疾病等問題的病毒。

若是想減肥，也可以試著來吃馬鈴薯。馬鈴薯雖是主食類作物，但含水量高達七〇%，澱粉含量則只有二〇%，而且只有〇・一%的天然脂肪，是所有充飢食物中脂肪含量最低的，能有效控制人們日常飲食中攝入的脂肪總量，漸漸代謝掉身體中多餘的脂肪。馬鈴薯吃下去後之所以會產生飽足感，主要是因為它含有豐富柔軟的膳食纖維，而膳食纖維不會被吸收也不會提供熱量，比重小、體積大，需要有較長的時間來消化，自然會有飽足感，也能避免熱量超標。同時，也因為這個緣故，馬鈴薯所含澱粉會在身體裡被緩慢吸收，不會導致血糖過高，對糖尿病患者來說也是一個好選擇。加上膳食纖維能促進腸胃蠕動，加強膽固醇代謝，所以可以治療習慣性便祕和預防膽固醇增高。

就中醫食療養生的角度來看，馬鈴薯性味甘平，有和中養胃、健脾利濕、寬腸通胃、降糖降脂的效用。能和中養胃、健脾利濕是因為馬鈴薯含有大量澱粉以及蛋白質、維生素B群、維生素C等能促進脾胃消化功能，而且馬鈴薯所含的纖維素很細嫩，不會刺激胃腸黏膜，有減少胃酸分泌、減緩胃痛的作用。尤其馬鈴薯汁是很好的制酸劑，德國人會將馬鈴薯打成汁，用來治療消化不良；能寬腸通胃是因為馬鈴薯含大量膳食纖維，能幫助人體排泄代謝毒素，防止便祕，預防腸道疾病；能降糖降脂則是因為馬鈴薯能提供人體大量特殊保護作用的黏液蛋白，以保持消化道、呼吸道、關節腔以及漿膜腔的潤滑，而且可以預防心血管系統的脂肪沉積，保持血管彈性，有利預防動脈粥樣硬化。

薏仁的營養成分、功效可參考第一一八頁。

◇**備註**

馬鈴薯若發芽，最好不要食用，若要食用，務必要切除發芽處。

第 5 章

蔬菜之王
——菠菜

菠菜含有許多營養素，有「營養模範生」「維生素寶庫」的稱號，古代阿拉伯人更稱它為「蔬菜之王」。

菠菜的營養包含有維生素A、維生素B、維生素C、維生素D、胡蘿蔔素、蛋白質、鐵、磷、草酸、菸鹼酸等，還有大量植物粗纖維，可以促進腸道蠕動，利於排便，且能促進胰腺分泌，幫助消化。其中，維生素A、C的含量是所有蔬菜類之冠；維生素B群能防止口角炎、夜盲症；維生素E和硒有抗衰老、促進細胞增值、活化大腦功能、防止老年痴呆的效用；葉酸也利於胎兒大腦神經的發育，可防止畸形；鎂能將肌肉中的碳水化合物轉化為可利用的能量，所以能緩解疲勞；維生素K能啟動骨鈣素，把鈣分子留在骨頭裡，是骨骼強健的營養素。菠菜葉中另含有鉻和一種類胰島素樣物質，作用與胰島素非常相似，能保持血糖穩定。

菠菜煮熟後很滑軟易消化，除了一般人，尤其適合老、幼、病、弱者食用。另外像是常使用電腦、糖尿病患、高血壓患者、便祕的人更該經常食用菠菜。但是腎炎患者、腎結石患者不適宜食用菠菜。而且菠菜的草酸含量比較高，一次食用量不宜過多。脾虛便溏者也不宜吃多。

食用富營養價值的菠菜有如下的好處：

（一）通便、防痔瘡。菠菜的大量植物粗纖維可以促進腸道蠕動，利於排便，加上還能促進胰腺分泌，幫助消化，所以對痔瘡、慢性胰腺炎、便祕、肛裂等病症有輔助治療的作用。

（二）增強抵抗力。菠菜中所含的胡蘿蔔素在人體內會轉變成維生素A，能維護正常視力和上皮細胞的健康，增加預防傳染病的能力。

（三）促進新陳代謝。菠菜中所含有的微量元素物質像是氟-生齊酚、6-羥甲基蝶陡二酮等能促進人體新陳代謝，提高抵抗能力，增進身體健康。

（四）保護眼睛。現代人常用3C產品，容易對眼睛造成傷害。要保護眼睛，可以多吃點葉黃素，葉黃素可以預防眼睛衰老所導致的視網膜黃斑變性，也有助預防白內障，而菠菜正是葉黃素的最佳來源之一。菠菜還有豐富的鉀、鈣和鎂，能幫助眼部肌肉增強彈性，不容易發生近視；而β-胡蘿蔔素則可以在體內轉變成維生素A，有預防乾眼症的效用。

（五）抗衰老、活化大腦。菠菜中含有大量抗氧化劑，有抗衰老、促進細胞增殖的作用，既能活化大腦功能又可增強青春活力。經實驗證明，多吃菠菜有助減緩老年人的記憶力減退。

從中醫的角度來看，菠菜味甘、性涼，入大腸、胃經，有補血止血、利五臟、通腸胃、調中氣、活血脈、滋陰平肝、助消化的功效，可用來治療高血壓、頭痛、目眩、糖尿病、便祕、消化不良、便血等症狀。《本草綱目》中說，食用菠菜可以「通血脈，開胸膈，下氣調中，止渴潤燥」。

菠菜汁

◇材料

菠菜　一〇〇克

◇作法

1. 洗淨菠菜後將其泡在水中二〇～三〇鐘。
2. 取出水中菠菜，切碎備用。
3. 將一碗水在鍋中煮開，放入切碎的菠菜煮沸約兩分鐘。

4.關火，用湯匙擠壓菠菜葉，使菠菜汁流入水中後即可飲用。

◇功效

1.改善粗糙皮膚。
2.補血止血。
3.輔助調理高血壓、頭暈目眩、糖尿病等

◇備註

菠菜汁含鐵量高，但其中能被人體吸收的鐵含量並不多，而且不利於身體對鈣和鋅的吸收，所以不宜專用菠菜汁來補鐵，尤其不適宜給孩童喝太多菠菜汁。

菠菜蘋果汁

◇材料

菠菜　一二〇克

蘋果　四分之一顆
檸檬　四分之一顆

◇作法

1. 洗淨菠菜後切段，用滾水迅速汆燙撈起。
2. 蘋果洗淨後去皮切小塊。
3. 檸檬洗淨切塊後榨汁備用
4. 所有材料放入果汁機中，打勻即可。

*可視個人口感添加蜂蜜調味。

◇功效

1. 整腸健胃。
2. 補血。

蘋果的營養成分、功效可參考第四十二頁。

檸檬是一種營養和藥用價值都很高的水果，在各種水果中，可說是一種神奇的藥果，是世界上最有藥用價值的水果之一，對維護人體健康大有益處。

檸檬除了主要的營養成分醣類，還有鈣、磷、鐵、維生素B_1、維生素B_2、維生素C以及菸鹼酸、檸檬酸、蘋果酸、橙皮苷、柚皮苷、香豆精、高量鉀元素和低量鈉元素等營養素。有機酸的含量高達六・四%，黃酮類以及揮發油的含量也很豐富。

檸檬含有豐富的維生素C。維生素C能維持人體各組織和細胞間質的生成，並維持其正常的生理機能。人體內的母質、粘合和成膠質等也都需要維生素C來保護，若缺少維生素C，細胞間的間質（膠狀物）也會跟著變少，這麼一來，細胞組織就會變脆弱，失去抵抗外力的能力，人體就容易生病。因此，食用檸檬的用途很多，包括預防感冒、癌症、食物中毒，還能刺激造血、降低膽固醇、消除疲勞、增加免疫力等。將檸檬切片泡水喝或榨汁能防止或淡化皮膚色素沉澱（檸檬酸的作用），除有美白潤膚的作用，還能預防壞血病。

十八世紀時，英國的航海人員因缺乏維生素C而引起壞血病死亡，後經醫學研究發現，檸檬中的維生素C能治療壞血病，因此英國政府便規定海員一天一定要喝一杯檸檬汁，以預防此病。而且，檸檬中的維生素C能促進身體吸收植物性食物中的鐵，因此吃素的人可以在用餐時配一杯檸檬茶或檸檬水以幫助人體吸收鐵。

就中醫來看，檸檬果實的性味極酸、甘，性平，果皮則是辛、酸、微苦，性溫。果實的效用有生津健胃、化痰止咳、祛暑，改善食慾不振以及維生素C缺乏症；果皮則能行氣、祛痰、健胃。整體而言，主要的功效是「生津止渴、和胃降逆、化痰止咳」。

現代醫學也認為具強鹼性的檸檬是治療疾病的良藥，可以治輕感冒症狀、強化血管、防止動脈硬化、增強身體抵抗力、消除疲勞、美容減肥等。

檸檬能治療輕感冒的症狀主要是因為檸檬中富含維生素C，有抗菌、提升免疫力的效果，還能開胃消食、生津止渴兼解暑，所以較適合用於風熱或挾暑的感冒。

直接食用檸檬可能太酸，難以下嚥，此時可將檸檬切片泡水飲用或榨汁兌水喝。

飲用檸檬水的功效有：

（一）預防骨質疏鬆。檸檬富含維生素C，能有效幫助人體內的血液循環及鈣質吸收。檸檬酸則能使鈣易深化並能螯合鈣，可大為提升人體對鈣的吸收率，增加人體骨質密度，進而預防骨質疏鬆症。

（二）排出毒素。檸檬中的檸檬酸能有效排出人體內毒素，讓人體變得更健康，同時還能起到瘦身減肥的效用。

（三）抗老、促進新陳代謝。檸檬的成分中有抗氧化的功效，可以減少身體內自由基增多產生的傷害，延緩衰老，而且也可以促進新陳代謝。檸檬特有的枸櫞酸則能分解皮下積聚的色素粒子，防止形成黑色素，並加強血管生機，同樣有助延緩衰老。

（四）增強腦力。根據醫學報告顯示，大腦記憶力之所以會退化，是因為血液循環功能變差，造成大腦血液循環受阻，妨礙了腦部細胞的正常工作所致。檸檬所含的水溶性維生素C有抗氧化的功效，可以有效改善血液循環不佳的問題。所以食用檸檬或飲用檸檬水能幫助強化記憶力、提高思考反應的靈敏度。

（五）增強抵抗力。檸檬中大量的維生素C和檸檬酸除可幫助消化、促進造血功能，其作用也猶如天然的抗生素，有抗菌消炎、提高人體抵抗力、加速傷口復原等多種功效。

（六）防治心血管疾病。檸檬中的檸檬酸和鈣離子結合後會變成可溶性絡合物，能緩解鈣離子促使血液凝固的作用，因而可預防和治療高血壓和心肌梗塞。維生素P跟維生素C能增強血管彈性和韌性，防止血管硬化，有益改善高血壓和緩解心肌梗塞的病情。根據國外研究發現，清檸檬汁中還含有一種近似胰島素的成分，可以降低異常的血糖值。

（七）促進消化。檸檬能促進胃中蛋白分解酶的分泌，增加腸胃蠕動，幫助消化。而維生素C則是促進排便的催化劑，能解決便祕的痛苦。

（八）防治腎結石。檸檬中所含的大量檸檬酸鹽中，檸檬酸鉀鹽能夠抑制鈣鹽結晶，從而避免形成腎結石。

（九）減肥瘦身。檸檬中的檸檬酸進入人體後會形成一個檸檬酸循環，而我們從食物中所攝取的糖分、脂肪等就會快速轉化成能量源以供給檸檬酸循環的消耗，進而活化代謝，使脂肪無法蓄積在體內。

◇備註

1. 盡量不要濾渣，因此為最佳膳食來源。
2. 患有胃酸過多、十二指腸潰瘍的人要忌食檸檬，患有牙痛以及糖尿病的人則要控制飲用檸檬水的量。

3. 檸檬水偏涼性，女性經期中最好不要喝。

4. 檸檬富含鉀，有腎臟疾病以及洗腎的患者要注意攝取，以免加重腎臟負擔。

5. 檸檬中的柚皮甘可能會和某些處方藥物產生相互作用，使藥效增強或產生毒性，所以要避免和降血壓的藥一起服用。

番茄菠菜汁

◇材料

菠菜　一〇〇克

番茄　一〇〇克

檸檬　一五〇克

◇作法

1. 洗淨菠菜後去根切段，煮熟。

2. 番茄洗淨後切小塊。
3. 檸檬去皮切小塊。
4. 所有材料放入果汁機中，蓋緊杯蓋，打勻即可。

◇功效

1. 治療口腔潰瘍。
2. 清熱解毒。

番茄有高營養價值，能養生保健，幫助遠離疾病，既能入菜，也能當水果吃，加上有多種功用，所以被稱為神奇的菜中之果。義大利有句諺語就說：「番茄紅了，醫生的臉就綠了。」

番茄的營養素計有蛋白質、茄紅素、類胡蘿蔔素、鈣、磷、鐵、鉀、鈉、鎂、維生素A、維生素B群以及維生素C等。

番茄中的維生素C含量約為西瓜的十倍，加上有有機酸的保護，在貯存和烹調過程中，不容易遭到破壞，人體的利用率很高，因此，常吃番茄對於治療壞血病、過敏性性紫癜、感冒和促進傷口癒合都很有效。此外，維生素C有強大的抗氧化能力，能幫助清除人體內自由基，預防老化，不僅有助養顏美容，也具防癌抗癌的功效；膳食纖維則可以保健腸道，讓糞便中水分增多，達到通便的作用，還能幫助控制血糖。至於其他營養素，如維生素A則能促進骨骼鈣化，防止夜盲症、乾眼症等。

番茄的營養雖多，但主要以茄紅素、維生素C和膳食纖維最為重要。番茄的茄紅素含量是所有蔬果中最高。茄紅素是一種植化素，一般存在於人體的血清、皮膚中，還有攝護腺、結腸、肺部、肝臟、腎上腺中，但人體無法自行合成，需透過食物補充。茄紅素可以活化DNA，抗氧化力強，可以抑制自由基產生、改善心血管疾病，也能幫助身體分泌各種激素，有防癌、抗癌的效果。根據研究指出，血液中茄紅素含量較高的人比較不容易罹患某些癌症，因為茄紅素具有抑制癌細胞增生的功能，例如胰臟癌、直腸癌、喉癌、口腔癌、乳腺癌等，尤其對前列腺癌的效果很顯著。同時，在許多人體實驗中也證實，大量攝取含有茄紅素食物的人可以減低癌症的發生機率、減少心血管疾病的發生，以及淡化皮膚斑點等。

總體來說，茄紅素的功效有：

（一）增強抵抗力。茄紅素屬於類胡蘿蔔素一族，有抗氧化能力，能去除自由基。自由基是人體老化以及產生眾多疾病的元兇，所以去除自由基就可以防止人體組織病變或癌化，增強免疫力。而且茄紅素能夠防止淋巴球受到傷害，因此能提升免疫功能。

（二）減少發生心血管疾病的機率。茄紅素會使血小板的活性下降，能減少發生血栓機率，以及降低心臟病、中風等疾病的發生率。而且茄紅素可以抑制低密度膽固醇的氧化，所以也可以減少血管阻塞導致的高血壓。另外，人體血管內膜中的脂蛋白氧化對動脈粥樣硬化的發生和發展有著關鍵性的影響，而茄紅素就能降低脂蛋白氧化，預防動脈粥樣硬化。

（三）改善攝護腺肥大所引起的排尿困難，預防攝護腺癌。經人體臨床實驗研究，茄紅素能改善因攝護腺腫大而導致的排尿困難，同時也有助抑制攝護腺癌。

（四）預防白內障。茄紅素有抗氧化去自由基的功能，對於因老化而引起的眼斑部退化及白內障都有預防效果。

（五）延緩老化。茄紅素有抗氧化、去自由基、保持細胞正常代謝的功能。茄紅素在體內會通過消化道黏膜吸收進入血液和淋巴，分布到睪丸、腎上腺、胰腺、攝護腺、卵巢、乳房、肝、肺、結腸、皮膚以及各種黏膜組織，促進腺體分泌激素，進而使人體保持旺盛精力，加上茄紅素也能清除這些器官和組織中的自由基，所以可以保護這些器官免受傷害，增強免疫力。而且茄紅素的效用比維生素C還強，對防止老化很有成效。

（六）減少日照傷害。茄紅素和番茄中的其他營養素包括胡蘿蔔素、維生素C、維生素E、硒等可以減少日曬的傷害，淡化皮膚斑點。

（七）提高精子活力。醫學會的研究人員調查發現，精子活力低的男性血液中，番茄紅素的含量都偏低，可見，茄紅素含量是影響精子質量的原因之一，所以補充番茄紅素可以提高精子活力和濃度，改善不孕。

就中醫的藥用價值來看，番茄味甘酸，微寒，可以生津止渴，健胃消食，主治口渴、食慾不振，以及高血壓等。

根據美國一項研究顯示，番茄所含抗氧化劑的類黃銅能降血壓、降血脂、增加冠脈血流量，有保護心臟的作用。

番茄營養雖高，但其中含有大量的果膠和柿膠酚等可溶性收斂劑，會增加胃部壓力，使胃酸變多，容易造成腹痛或嘔吐，空腹時最好不要食用。不過，吃過東西後再吃番茄則有助消化，因為番茄中的蘋果酸和檸檬酸可幫助胃液消化脂肪物質。

檸檬的營養成分、功效可參考第一六七頁。

◇備註

1.患有慢性腎臟病，特別是在接受洗腎治療的患者需減少食用番茄。

2.番茄不宜空腹吃，因番茄所含的某種化學物質與胃酸結合後容易形成不溶於水的塊狀物，這些塊狀物會引起腹痛、胃部不適，故本品最好於餐後飲用。

金針菠菜汁

◇材料

菠菜　六〇克

金針花　六〇克

蔥白　六〇克

蜂蜜　三〇毫升
開水　八〇毫升

◇作法

1. 洗淨金針花、蔥白、菠菜。
2. 蔥白、菠菜切小斷。
3. 所有材料放入果汁機中，蓋緊杯蓋，打勻即可。

◇功效

適宜老人、幼兒、產婦、缺鐵性貧血患者，以及「三高」人士飲用。

金針花又名黃花菜，對於健腦、抗衰老，以及改善記憶力減退和注意力不集中有不錯的功效，所以又被稱為「健腦菜」「安神菜」。

金針花的營養價值非常豐富，有蛋白質、脂肪、碳水化合物、維生素A、粗纖維、磷、鈣、鐵等礦物質、花粉、胺機酸等人體所必需的養分。

金針花除了是美味可口的蔬菜，還能保健養生兼入藥，與木耳、香菇和筍乾稱為乾菜的「四大健康」，對人體很有益處。以下就來看看具體而言金針花有些什麼效用：

（一）健腦。金針花中富含大量的卵磷脂，卵磷脂是機體細胞，尤其是大腦細胞的重要組成成分，能改善、增強大腦功能，而且還可以清除沉積在動脈內的物質，對腦動脈阻塞、記憶力減退、注意力不集中等症狀都有很好的療效。而且金針花菜可以提供給人體大量的蛋白質和維生素等營養物質，所以也有安神的作用。

（二）滋潤皮膚。金針花中的微量元素可以滋潤肌膚，並增強皮膚的柔性，使皮膚保持滑潤柔嫩、細緻飽滿、減少縐摺、消褪色斑，有美容養顏的功效。此外，金針花菜中所含的胡蘿蔔素含量豐富，經常吃金針花菜能夠促進細胞代謝，改善粗糙膚質和暗沉膚色。

（三）降血壓。根據研究發現，金針花中的有效元素能明顯促進降低血清膽固醇的含量，所以高血壓患者可以常吃，以作為控制血壓的養生之一。

（四）防癌。金針花中某些有效成分能在一定範圍內抑制癌細胞生長，而且豐富的粗纖維跟維生素B能刺激腸胃蠕動，促進大便排泄，將有害物質快速排出體外，減少腸胃過度吸收有害物質，所以對抑制腸道的癌瘤生長有很好的效果。同時，金針花菜中的天門冬素、秋水仙鹼等物質也能夠抑制體內癌細胞的分裂和生長。

（五）保護肝臟。金針花中的卵磷脂有解酒的作用，能夠保護肝細胞，促進肝細胞活化和再生，增強肝功能。

從中醫的角度來看，金針花性平、味甘、微苦，歸肝、脾、腎經，有清熱利尿、解毒消腫、止血除煩、寬胸膈、養血平肝、利水通乳、利咽寬胸、清利濕熱、發奶等功效，主治眩暈耳鳴、心悸煩悶、小便赤澀、水腫、痔瘡便血等病症。在《昆明民間常用草藥》中說金針花有「補虛下奶，平肝利尿，消腫止血」的功用；《雲南中草藥》則說其能養血補虛、清熱。

蔥可以分成白色部分的「蔥白」以及綠葉部分的「蔥綠」兩部分，所具營養及功效各有不同。蔥白味辛，性溫，歸肺、胃、肝經，輕辣宣散，有明目、補中不足、發汗解表、通陽散寒、驅蟲解毒的功效，主治風寒感冒、頭痛發熱、陰寒腹痛、身痛麻痺、腳氣痢疾等。

《神農本草經》將蔥白列為中品（經中將藥材分為上、中、下三品），中品所列多是補養和具有治療功效的藥物。根據《神農本草經》的記載，蔥白的效用有「主傷寒，寒熱，出汗，中風，面目腫」。

蔥白入藥的歷史可追溯到漢朝。蔥白可以幫助身體發汗、加速循環，感冒初期若出現鼻塞、怕冷或肌肉酸痛時可以喝碗熱蔥白湯以改善症狀。

蔥白可以幫助身體恢復機能，有貧血、低血壓、怕冷的人尤其適合吃。不過，因為蔥的刺激性強，體質燥熱的人要避免吃太多。

蔥的特殊氣味源自於有機硫化物成分，可以排除體內的活性氧物質，提高免疫力，預防心血管疾病，並減少罹患癌症的機率。其他豐富的鈣質、鉀、食物纖維、維生素C等營養成分則是人體所必需，可維持健康的身體機能，並穩定血壓、消除水腫、鞏固骨骼、改善便祕與糖尿病。尤其膳食纖維含量很多，所以屬高纖蔬菜。

蔥白富含大蒜素，雖然味道很獨特刺鼻，抗菌與殺菌的作用卻很強大，不僅可以對抗感冒與流感病菌，還可以促進血液循環、改善手腳冰冷。根據日本營養師表示，大蒜素還可以促進分解疲勞物質，幫助消除疲勞，改善肩膀僵硬以及失眠。

此外，蔥白中的蘋果酸、磷酸糖成分也可以刺激血液循環、促進發汗，其效果甚至比薑更快。拿蔥白煮水沖茶或直接生吃，有預防感冒的效果。

簡而言之，蔥白的功效有：

（一）發汗抑菌。中醫裡指出，蔥白可以發汗解表，這是因為揮發性蒜素通過汗腺、呼吸道、泌尿系統排出時能輕微刺激相關腺體分泌，從而起到發汗、祛痰以及利尿的作用。

（二）預防癌症。蔥類食物有特殊的氣味，該氣味主要是來自有機硫化物（硫化丙烯）。這些硫化物能促使人體排除致癌物質增加酵素活性，相對減少身體罹患癌症的機率。蒜素也可以抑制癌細胞生長，同時，微量元素硒則能降低胃液內的亞硝酸鹽含量，對預防胃癌及多種癌症都有一定的效用。

（三）預防老年痴呆。蔥白富含維生素C，有擴張小血管、促進血液循環的作用，可以防止血壓升高而導致頭暈，保持大腦靈活以預防老年痴呆。

蜂蜜的營養成分、功效可參考第一一〇頁。

◇備註

1. 腎炎、腎結石患者不宜多飲本品。

2. 金針花是近於溼熱的食物，有潰瘍損傷、胃腸不適的人要少吃，哮喘病患者則不宜食用金針花。

3. 流汗較多或是有腋臭的人，在夏天要少吃蔥白；有眼睛疾病的人吃蔥白不要過量，以免損傷視力。

葡萄柚菠菜汁

◇材料

菠菜	一五〇克
葡萄柚	一個
檸檬	一個
蜂蜜	適量

◇作法

1. 菠菜洗淨切小段。

2. 葡萄柚去皮、去籽切小塊。
3. 檸檬去皮切成小塊。
4. 所有材料加適量開水放入果汁機中打成汁即可。

◇功效

1. 改善貧血
2. 穩定血壓。
3. 幫助排便。
4. 美容肌膚，改善皮膚粗糙。

葡萄柚的滋味略酸帶甜又微苦，含有豐富的營養成分，例如蛋白質、維生素、葉酸、膳食纖維、無機鹽等，還有少量的維生素E、硫胺素、核黃素、菸酸、葉酸、泛酸、鉀、磷、錳、鋅和銅，有防癌、提升免疫力、提供身體所需電解質、利尿排毒、亮髮祛溼的功效。

葡萄柚的纖維量高，熱量低，升糖指數也低，能幫助燃燒脂肪，非常適合減肥人士食用，因而成為廣受歡迎的減肥聖品。不過，根據美國的最新研究顯示，葡萄柚對於習慣高脂飲食的民眾雖能發揮「控制體重、降血糖」的作用，但對於習慣低脂飲食的民眾，只能有效降低血中胰島素、降低肥胖以及心血管疾病的危險因子。

若是每天吃葡萄柚，可以降低二七％的三酸甘油脂，降低壞膽固醇約一五％，而這全都得歸功於其所含之「肌醇」。類黃酮則為重要的抗氧化物質，可以幫助新陳代謝。

葡萄柚的顏色有粉紅、紅色、白色與黃色，根據研究顯示，新鮮的粉紅以及紅葡萄柚含有較高的生物活性化合物，抗氧化能力也很明顯，尤其是粉紅葡萄柚，更有大量常見的維生素、礦物質、番茄紅素、植物營養素類檸檬苦素、柚皮素，以及β-胡蘿蔔素。

但要注意的是，葡萄柚中的類黃酮素與香豆素會抑制肝臟代謝藥物的激素，使得藥物無法從肝臟排出，降低藥物的可用率，產生藥物累積的危險，所以服用特殊高血壓藥物、抗過敏、鎮定劑、安眠劑、氣喘等用藥時，要避免與葡萄柚同吃。

中醫認為，葡萄柚的性味甘、酸、涼，有增進食慾、利尿、美白、強化肝臟功能、減肥、增強記憶力的功效。可用於治療偏頭痛、膽結石、月經不調、抗蜂窩組織炎等症。

將葡萄柚打汁喝可獲得的益處有：

（一）降膽固醇。葡萄柚中含有肌醇與果膠，能有效降低血液中的膽固醇，起到清潔血液的作用，適合高膽固醇患者和心血管疾病患者食用。

（二）增強抵抗力。葡萄柚中含有豐富的天然維生素，包括有維生素A、B、C、P等，可以增強抵抗力，有效抵抗病菌入侵。而且維生素C能促進人體產生抗體，增強人體解毒能力。

（三）保護皮膚。吃葡萄柚可以補充天然維生素，避免皮膚乾燥、恢復皮膚光澤、保護皮膚健康，養顏美容。例如維生素P能增強皮膚和毛細孔的功能，有利保健、美容肌膚。

（四）維持肌肉神經正常。葡萄柚中有多量鉀元素。補充鉀元素能維持人體內酸鹼平衡，維持肌肉神經的正常。

（五）幫助排便。葡萄柚中大量的水分和纖維能使排便順利，幫助維持消化道機能。

（六）降血糖。葡萄柚中所含的黃酮類有降血糖的作用，其柚皮苷和治療第二型糖尿病的處方用藥二甲雙胍一樣，都能達到降血糖的作用。

（七）幫助抗癌。美國芝加哥大學於二〇一二年提出葡萄柚汁可以提高抗癌藥物西羅莫斯的功效，英國倫敦大學也有研究指出，葡萄柚汁可以預防腎囊腫的形成。

蜂蜜的營養成分、功效可參考第一一〇頁。

◇備註

1. 葡萄柚性寒，體質虛寒者需適量攝取。
2. 葡萄柚中含有天然的黃酮類，易與多種藥物產生交互作用，若有在特別用藥的人，需先諮詢醫師，自己所用之藥是否會與這類型食物相抵觸。
3. 葡萄柚雖能幫助降血糖，但畢竟是水果，含有糖分，糖尿病患者要節制，不可食用太多葡萄柚，以免血糖升高。

菠菜柳橙汁

◇材料

菠菜　三〇～七〇克
高麗菜　八〇～一〇〇克
柳橙　三〇～四〇克
胡蘿蔔　一五〇～二〇〇克
蘋果　一五〇～二〇〇克

◇作法

1. 菠菜和高麗菜洗淨後切碎。
2. 柳橙、胡蘿蔔、蘋果去皮切小塊。
3. 所有材料加適量開水放入果汁機中打成汁即可。

◇功效

改善惡性貧血、氣喘、蕁痲疹。

高麗菜又名甘藍菜、捲心菜、圓白菜，屬十字花科，營養豐富、價格實惠，是蔬菜中的「高麗參」，也是蔬菜中的營養之王，可謂價格親民的超級食物。

根據日本研究，高麗菜的營養價值有抗氧化作用，還有防癌的功效，美國防癌協會把高麗菜列為三十種有防癌功效的蔬果之一。

高麗菜中含有大量維生素B、C、K、膳食纖維、碳水化合物和鈣、磷、鉀、鐵等各種礦物質，其中的鈣、磷、鐵含量是各蔬菜中的前五名，又以鈣的含量最為豐富。

高麗菜裡的吲哚能改變雌激素的代謝，降低罹患乳癌的風險；異硫氰酸鹽能降低致癌物的毒性，再將致癌物排出體外，有效預防肺癌和食道癌；蘿蔔硫素則是功能強大的抗氧化物，有解毒功效，可以增強體內酵素的解毒能力，減輕毒素對身體的傷害，也是維生素C和植物纖維的良好來源；硫代配糖體有助清除體內自由基，減少罹癌機率；膳食纖維能增加飽足感以節制飲食、控制體重，還能促進腸胃蠕動、改善便祕；維生素K與鈣質相輔相成，有助維持骨骼健康。

高麗菜除了可作為蔬菜食用，也有藥用功效。高麗菜葉的濃汁可用於治療胃潰瘍與十二指腸潰瘍，對便祕、皮膚生瘡、噁心、貧血、腎臟病等也有食療效果。若因工作壓力大、飲食不規律，導致胃酸分泌過多，傷害胃黏膜而引發腸胃不適，比起長期服用胃藥，也可適當吃些高麗菜，以日常飲食來保護腸胃、改善胃病。

紫色高麗菜中另含有花青素，可以促進眼睛視紫質的生長，穩定眼部微血管，增加眼部微血管的血液循環，有助維護眼睛黃斑部的健康、維持良好視力。

中醫說，高麗菜的莖葉性味甘平，功用有補腎強骨、健胃止痛、美化肌膚、促進腸胃蠕動、填補腦髓、保養呼吸道、減輕過敏體質帶來的不適等，可主治胃潰瘍、十二指腸潰瘍、胃痛、食慾減退、腹脹滿、習慣性便祕，所以可說是廚房裡最天然的胃藥。《本草拾遺》中說高麗菜能：「補骨髓，利五臟六腑，利關節，通經絡中結氣，明耳目，健人，少睡，益心力，壯筋骨。」

根據現代醫學證實，能防癌、調整血糖、保護腸胃的高麗菜，具體來說有幾大功效：

（一）保護腸胃、改善胃病。根據日本研究發現，高麗菜中的硫配醣體能殺死幽門螺旋桿菌，有抑制胃炎的功效；維生素U是抗潰瘍因子，可以促進腸胃新陳代謝，有助修復體內受傷的組織黏膜，可緩解胃潰瘍以及十二指腸潰瘍所造成的傷害；膳食纖維則能促進腸胃蠕動、改善便祕。

（二）降低罹癌風險。美國國家癌症研究所總結了歷年的研究後證實，高麗菜等十字花科含有吲哚素（indole）和異硫氰酸酯（Isothiocyanates），這兩者有助抑制癌症發展，可以降低罹患胃癌、大腸癌、乳癌、前列腺癌這四種癌症的風險。此外，蘿蔔硫素能刺激人體細胞產生對身體有益的酶，進而形成保護膜以對抗外來致癌物質的侵蝕。蔬菜中，蘿蔔硫素可說是迄今為止所發現到最強的抗癌成分。

（三）預防骨質疏鬆。高麗菜中豐富的維生素K除了凝血作用良好，可促進傷口癒合，同時還能幫助吸收、穩固住鈣質，促進骨骼生長，預防骨質疏鬆。

（四）抗氧化、抗老。高麗菜的維生素C與蘿蔔硫素都有很好的抗氧化和抗老功效。

（五）排毒。蘿蔔硫素可以增強人體內酵素系統的解毒能力，調節毒素對人體DNA所產生的傷害。

（六）保護心血管健康。紫色高麗菜含有多達三十六種的花青素。根據研究證實，花青素可以降低心臟病突發的機率，對預防心血管疾病很有幫助。

（七）調節血糖。高麗菜的膳食纖維含量豐富，能幫助控制血糖，其中的鉻元素也有調節血糖的作用。

柳橙又稱柳丁，富含維生素A、B群、C、醣類、膳食纖維、類胡蘿蔔素、鈣、磷、鉀、檸檬酸、果膠等營養素，可預防感冒，也是美容養顏不可或缺的天然要素，既可以美白，也能抗氧化。

柳橙的維生素C可以保護細胞，對抗自由基，增強微血管的韌性；膳食纖維可以促進消化、改善便祕；果膠可以加速食物通過消化道，使脂質、膽固醇更快從糞便中排泄出去，並減少外源性膽固醇的吸收，有降低血脂的作用；檸檬酸可以幫助胃液消化脂肪物質、增進食慾，若是吃得過飽、過油，可以喝一杯柳橙汁以消積食、解油膩；葉酸則可預防心臟病的發生。

柳橙所含的維生素C量可說在水果中排名第四。維生素C是身體不可或缺的營養素，每天補充，可以預防感冒、提升免疫力，此外還有以下兩種效用：

（一）美白淡斑。維生素C除了能幫助人體對抗壞血病，也是天然的抗氧化劑，可以抵抗自由基等有害物質傷害皮膚，使肌膚維持光滑有彈性。而且維生素C也是幫助身體吸收鐵質的關鍵，女性常常氣血不足、臉色蒼白，多補充鐵與維生素C就能擁有紅潤好氣色。

（二）降低膽固醇、預防中風。美國心臟學會指出，若是維生素攝取量不足，容易增加罹患中風的機率，而且若中高膽固醇者每天喝三杯柳橙汁，一個月後就能有效提升優良膽固醇含量、降低壞膽固醇，因而可以看出，心血管疾病與維生素C有密切關係。

另外根據澳洲的研究報告指出，柳橙這種柑橘類水果內含有抗氧化成分，包括六十多種黃酮類和十七種類胡蘿蔔素，黃酮類物質有抗炎症、強化血管和抑制凝血的作用，而類胡蘿蔔素則有很強的抗氧化功效，這些成分可以保護人體，增強免疫系統，抑制癌細胞生長，其中，尤以柳橙的抗氧化成分含量是所有水果中最多的。

食用柳橙還可以消除宿醉，因柳橙的果糖可以促進解酒精分解，而維生素C也有助於分解血中乙醛，這兩種營養素相輔相成，就可以快速消解宿醉。

柳橙的果肉與果皮都有藥用效果，果肉味酸、甘，性平，無毒，能滋潤健胃；

果皮味苦、辛，性溫，可以化痰止咳，所含之橙皮油對慢性支氣管炎也有效。總的來說有行氣化痰、健脾溫胃、幫助消化、增進食慾等藥用的功效。

關於柳橙的藥用功效，最早的記載可見於《時性本草》，該書寫道，柳橙的性微涼、味甘，藥味酸，主治食慾不振，胸腹脹滿作痛，腹中雷鳴（腹鳴）及便溏或腹瀉。中醫認為，柳橙歸胃經、肺經以及肝經，可以解油膩、消積食、止渴、止嘔、解酒及蟹毒等。

具體歸納柳橙的功效與作用有：

（一）保護血管。柳橙中含有橙皮苷，有降低微血管脆性、增強血管彈性的作用，可以防止微血管出血。

（二）降低血脂。柳橙可說是高血脂、動脈硬化、心腦血管疾病的食療佳品，因為柳橙中的果膠能夠排出體內多餘脂類以及膽固醇，減少膽固醇合成的原料，進而降低血脂肪，還能有效避免膽酸的二級產物堆積，降低罹患大腸癌的風險。

（三）預防膽結石。柳橙中的維生素C可以抑制膽固醇在肝內轉化為膽汁酸，能有效預防膽結石。

（四）美容抗衰老。柳橙富含維生素C以及黃酮類化合物，可以清除人體內多餘自由基，防止皮膚老化和敏感，維生素C還有美白作用。

（四）清腸通便。柳橙所含的維生素以及膠質可以促進腸胃蠕動，加速食物通過消化道，讓糞脂質以及膽甾醇更快隨糞便排出，有利清腸通便，排出體內有害物質。

（五）增強抵抗力。柳橙中還有豐富的維生素C、P，可以增強人體免疫力，預防感冒。柳橙果肉則有促進新陳代謝、清除自由基、增強細胞活性並保護細胞的功效。

（六）調節血壓。柳橙的鉀含量豐富，算是高鉀水果，有助調節血壓。

胡蘿蔔的營養成分、功效，可參考第一〇一頁。

蘋果的營養成分、功效，可參考第四十二頁。

◇備註

1. 甲狀腺功能失調的人，不宜大量食用高麗菜。

2. 腸胃功能不佳的人不宜過量食用高麗菜，以免容易引發脹氣不舒服。
3. 柳橙甜度較高，糖尿病患者不宜多吃。
4. 柳橙豐富的維生素C雖被視為維護體內免疫力的重要功臣，熱性感冒患者可以多吃柳橙補充維生素C，但若是寒性感冒的患者，則要避免食用偏涼的柳橙。
5. 女性生理期期間不要吃太多柳橙，以免讓身體更寒。
6. 柳橙含有單寧酸，吃完肉、蝦等富含蛋白質的食物時要避免食用，以免單寧酸和蛋白質結合，不易消化而產生噁心嘔吐的副作用。
7. 柳橙的鉀含量很高，腎臟病患者要注意鉀鈉的攝取，不宜攝取過量。

菠菜荔枝汁

◇材料

菠菜　一顆
荔枝　四顆
開水　二〇〇毫升

◇作法

1. 菠菜洗淨後切碎。
2. 荔枝去皮、去核，取出果肉。
3. 所有材料放入果汁機中打成汁即可。

◇功效

預防心臟病。

荔枝是「南國四大果品」之一，原產於中國南方，古人向來推崇其為「人間仙果料」。

中醫認為，荔枝的味甘、酸、性熱，入心、脾、肝經，果肉可以補脾益肝、理氣補血、溫中止痛、補心安神，主治煩渴、胃痛、牙痛、氣滯血瘀所導致的經前腹痛或產後腹痛等，還可用於外科疾病、外傷出血等。而且荔枝不僅果肉可以入藥，果殼、根部都有藥用，葉片擣爛後則可外敷。根據《本草綱目》的記載，荔枝有補脾益肝、生津止呃、消腫痛、鎮咳養心、通神益智，以及健氣的功效，自古以來就被視為是珍貴的補品。

就營養學的角度來看，荔枝含有維生素B群、C、膳食纖維、鉀、鎂、鈣、鐵、鋅等礦物質，豐富的維生素可以促進血液循環。根據美國農業部的研究顯示，荔枝所含的維生素C遠高於檸檬、橘子，有助增強人體的免疫功能，提高抗病能力，還能維持肌膚潤澤，避免黑色素沉積，防止雀斑產生，令皮膚更加光滑。

荔枝中所含的天然糖分高達一五％，總糖量高達七〇％以上，有豐富的葡萄糖與蔗糖，列居多種水果首位，有補充能量、糖分，增加營養的作用。體質虛弱、年老體弱多病之人可以適度食用，產後血虛的婦女也很適合食用。

除了果糖、葡萄糖，荔枝還含有游離胺機酸、果膠、蘋果酸、檸檬酸等成分，這些成分除了可用於治療病後津液不足、腎虧夢遺、疲虛洩瀉，改善性功能，還可改善人體貧血的狀況以及腎陽虛而導致的腰膝酸痛等症狀。

此外，荔枝還有黃烷醇等物質，能幫助人體抵抗炎症。不過，因為荔枝含豐富果糖，若是吃得太多，使大量果糖進入血液，將會刺激胰島素分泌過量，使血糖下降，導致低血糖，使人出現頭暈、無力、嘔吐等諸多症狀。同時，荔枝中的α-次甲基環丙甘氨酸（MCPG）也會促使血糖降低，若吃太多荔枝可能會患上「荔枝病」，也就是低血糖現象。

另一方面，為了使體內血糖值恢復正常，腎上腺素會上升。在胰島素與腎上腺素兩種激素的作用下，可能會出現頭暈、頭痛、出汗、無力、噁心、冒冷汗、臉色蒼白、呼吸不規律等現象。

另有研究證明，荔枝對大腦組織有補養的作用，能有效改善失眠、健忘、神經疲勞等症狀。這是因為荔枝中含有蛋白質，而蛋白質中含有多量的精胺酸和色胺酸，尤其色胺酸是神經介質5-羥色胺的基質，可以直接影響大腦功能。

◇備註

1. 糖尿病患者、慢性扁桃體炎和咽喉炎患者不適合吃荔枝。
2. 陰虛火旺的人，不宜吃太多荔枝。
3. 荔枝有活血的功效，孕婦在懷孕早期需謹慎食用，以免引起腹痛、見紅等先兆流產症狀。同時，荔枝總糖量有七〇%以上，吃多了容易生內熱，孕婦也不宜食用過多。

4. 兒童以及患有肝炎的患者要節制食用。

菠菜鮮橙芒果汁

◇材料

菠菜	一〇〇克
芒果	二分之一顆
柳橙	一顆
開水	適量

◇作法

1. 菠菜洗淨後切碎。
2. 芒果去皮、去核，取出果肉。
3. 柳橙榨汁。
3. 所有材料放入果汁機中打勻即可。

◇功效

預防夜盲症。

芒果素有「熱帶果王」之稱，營養成分高，有抗癌（例如腸癌、乳癌）、降血壓、護眼、增加食慾、幫助消化等多種益處。夏天胃口不好時，吃一些芒果可以增加食慾，並幫助生津止渴、消暑、利尿。

根據台灣癌症基金會的資料指出，芒果含有維生素A、C和鉀，除了可以預防癌症，對抑制動脈硬化、降血壓、美白肌膚、止吐等也都很有效。

芒果的維生素C含量超過橘子、草莓等水果，是木瓜的一・五倍，是香蕉、鳳梨的兩倍。

芒果中的維生素A、β-胡蘿蔔素對保護眼睛很有幫助，可以預防、改善乾眼症、色盲等。

另外，芒果還含有維生素B_6、B_1、B_2，對安定人體神經有一定的作用，暈車、暈船時吃點土芒果或芒果乾可以舒緩症狀。

中醫認為，芒果性味甘酸、涼、無毒，入肺、脾、胃經，屬平性水果，李時珍稱其為果中珍品，食用上沒什麼禁忌，能益胃止嘔，解渴利尿，但體質過敏者吃後可能會有過敏反應，所以要謹慎食用。此外，芒果雖益胃，但此是針對胃酸過多的胃病而言。

芒果的熱量以及糖分雖比其他水果來得高，但同時，膳食纖維、維生素A、維生素B群、維生素C等多種人體必需營養素也很多，適度食用對人體來說是多有益處的。

芒果對身體的幾項益處有：

（一）降血壓。芒果富含礦物質鉀和鎂，但含鈉量低，能幫助調節血壓、保護心血管。維生素C則能預防動脈硬化，對高血壓患者有食療的效果。

（二）抗癌。芒果的β-胡蘿蔔素抗氧化力強，是人體所需維生素A的原料，能預防癌症、使細胞良性分化、讓化療期黏膜細胞發育正常，分泌潤滑黏液，促使胃、食道、肺、大腸、直腸、乳房、子宮等黏膜細胞快速復原。維生素A以及胡蘿蔔素也能使癌化的細胞加速凋亡，而芒果的葉酸則能抑制癌細胞的訊號傳遞，加上豐富的纖維素能促進腸胃蠕動，可讓致癌物質不容易留在人體中。而且根據美國德州農工大學研究發現，芒果中所含有的多酚類物質有抗氧化作用，能令癌細胞不易生長，對大腸癌、乳癌、肺癌、血癌、前列腺有一定的影響，尤其對於降低罹患乳癌、大腸癌風險的影響最為明顯。

（三）促進大腦健康。芒果中豐富的維生素B_6及其他維生素B群能維持大腦神經傳導物質的健康。

（四）保護眼睛。維生素A與玉米黃素有助於抗氧化、保護視力、改善夜盲症，這兩種物質都可透過食用芒果獲取。

（五）養顏美容。芒果的維生素C含量很高，適量攝取有助減少人體產生氧化自由基、維持皮膚健康，是美容的佳果。

（六）強化骨骼。人體內的維生素K含量若不足，會影響鈣質吸收，容易發生骨折，而食用芒果可以補充維生素K。

（七）潤腸通便。芒果的粗纖維能促進腸胃蠕動、清理腸道、增加排便，將腸道內不好的物質排出體外。有便祕困擾的人，可適量食用芒果，攝取充足水分，多能改善不適。

（八）美容潤膚。芒果中豐富的維生素A是護膚的營養素，適量攝取可以調節表皮細胞生長速率，還能控制油脂分泌、保持肌膚彈性潤澤。對於曬後長斑、細紋、曬傷等有不錯的改善、恢復效果。此外，維生素C是良好的抗氧化劑，除了能幫助增強免疫力，還能抑制皮膚「酪胺酸酶」（形成黑色素的重要觸媒）的活性，減少黑色素形成。同時，維生素C也是人體肌膚合成膠原蛋白的重要前驅物，有助膠原蛋白的生成，維持皮膚組織彈性，讓皮膚保持潤澤、減少細紋形成。

（九）解毒。芒果含維生素B群，維生素B群是人體眾多生化反應中不可或缺的重要輔酶，適量補充能幫助穩定心神，而且維生素B群也是肝臟發揮代謝、解毒功能時不可缺少的關鍵營養素之一。

（十）改善水腫。現代飲食多重口味，容易引發水腫。芒果中含多量鉀，適量食用可維持人體內鈉離子的平衡，加速代謝。

柳橙的營養成分、功效可參考第一九一頁。

◇備註

1. 有過敏體質的人、肺結核患者，不宜吃太多芒果，甚至要避免食用。

2.身體上有傷口、發癢、發疹等皮膚病，口角發炎、口內生瘡等上火者要少吃芒果。

3.芒果屬於中GI值（升糖指數）的水果，吃太多容易導致肥胖，糖尿病患者要適量攝取，以免血糖過高。

4.芒果若吃多，短期間內會因β胡蘿蔔素滯留而出現皮膚發黃的現象，若又同時食用大蒜、辣椒，情況會更嚴重。

5.芒果不利於腎臟，患有急性或是慢性腎炎的病患要忌食芒果。

花椰菠菜蘋果汁

◇材料

綠花椰菜　四分之一朵
菠菜葉　五片
蘋果　一顆
開水　一二〇毫升

◇作法

1. 洗淨菠菜跟蘋果後，去除不可食用的部分，切細丁。
2. 花椰菜洗淨後取其嫩莖。
3. 所有材料放入果汁機中打勻即可。

＊可依據個人口感決定是否要加蜂蜜。

◇功效

抗氧化、增強免疫力、防癌。

綠花椰菜又稱青花菜，有超級蔬菜之稱，被視為是十字花科之王，有許多抗氧化劑，抗氧化營養價值很高，被《時代雜誌》評為十大健康食物之一。從中醫的角度來看，綠花椰性平、味甘，有滋補肝腎、強健脾胃的功效。

綠花椰和其他十字花科的蔬菜一樣，除了纖維多，還富含多種維生素和礦物質，以及葉酸、β胡蘿蔔素、蛋白質、脂肪、碳水化合物等營養物質以及可以防癌、抗發炎的蘿蔔硫素化合物。

綠花椰的維生素C含量是檸檬的三・五倍、蘋果的二十六倍，高含量的維生素C能預防感冒、提高免疫力；維生素B群能安定情緒，其中的維生素B_1含量也比其他蔬菜來得高，可以消除疲勞，B_2則可促進消化、改善口角炎。

根據美國癌症協會的報導，在眾多蔬菜水果中，綠花椰、大白菜的抗癌效果最好。一般認為，綠花椰之所以能有效防癌、抗癌是因為綠花椰富含植物性化學成分，可以抗氧化使癌細胞不易形成，例如芥蘭素可抑制癌細胞生長和繁殖，也可以抑制動情激素對身體的影響，因此能降低罹患與動情激素相關的乳癌、子宮頸癌機率。而且芥蘭素是十字花科蔬菜獨有的物質，能支援細胞生長健康、強化免疫系統功能，有助抵抗頑症，有很強效的抗氧化作用；芳香異硫氰酸鹽（Isothiocyawates）會分裂致癌物，誘導良性分化及修復效應；索弗拉芬能刺激細胞製造對人體有益的保護酶——II型酶，這種活性酶有很強的抗癌力，可以幫助細胞形成對抗外來致癌物侵蝕的膜，對防止多種癌症有積極的作用；β胡蘿蔔素會誘導細胞凋亡，延緩惡性細胞的進展；葉酸可以抑制細胞訊號傳遞；高纖可促進腸胃蠕動，預防大腸癌、直腸癌、胃癌、結腸癌等；羅蔔苷在體內會轉化成蘿蔔硫素，產生出一種能夠對抗許多致癌物的酵素，對於消滅幽門螺旋桿菌非常有效，因此能預防消化性潰瘍與胃癌。而今，綠花椰已被各國營養學家們列入抗癌食譜中，可謂是廣效性的天然抗癌防癌好食物。

綠花椰所含的鉻是製造胰島素的原料，主要是可以改善第二型糖尿病患者的糖耐量，發揮降血糖、降血脂的作用，而且熱量很低。另外根據研究顯示，十字花科的食物可以預防糖尿病患者血管損傷、降低血脂含量。此外，膳食纖維也能有效控制腸胃對葡萄糖的吸收，平穩血糖上升速度，有效改善糖尿病患者的病情，很適合糖尿病患者食用；鈣質可以預防骨質疏鬆；鐵可以預防貧血；鉀有助於預防高血壓；鋅則可以保持精力。

除前述，食用綠花椰還有以下幾項好處：

（一）預防退化性關節炎。綠花椰中的蘿蔔硫素除了有助抗癌，還有許多其他對身體有益的功能，像是預防、改善退化性關節炎。蘿蔔硫素能避免軟骨中發炎反應和醣蛋白、膠原蛋白的破壞，延緩損耗關節中的軟骨，進而避免、緩和退化性關節炎。

（二）抑制幽門螺旋桿菌。研究發現，綠花椰所含的蘿蔔硫素，可以用來抑制幽門螺旋桿菌。

（三）消水腫。要消除水腫，可以攝取維生素C、E、鐵、鉬等營養素。維生素E能促進血液循環、提高代謝、調節荷爾蒙分泌，有利消除水腫；維生素C能增進微血管健康，減輕水腫；鐵能讓氧氣順利運送到各器官，提升基礎代謝；鉬有造血功能，可以讓血流順暢。花椰菜中具備所有這些營養素，所以適量食用可以有效消除水腫。

（四）改善便祕。花椰菜含高食物纖維，能促進腸胃蠕動，有助清除宿便，順利排出體內廢物。

蘋果的營養成分、功效，可參考第四十二頁。

菠菜石榴柳橙汁

◇材料

石榴　半顆

菠菜葉　四～五片
柳橙　一～二顆
開水　一二〇毫升

◇作法

1. 菠菜洗淨、切小段待用。
2. 用湯匙取出石榴果肉，柳橙去皮取其果肉。
3. 所有材料放入果汁機中打勻即可。

＊可依個人口感決定是否要加蜂蜜。

◇功效

增強體力和免疫力

石榴多汁、甘甜，而且富含多量人體所需營養素，對人體非常有益。從味道上分，石榴分有甘石榴與酸石榴，一般是以甘石榴做為食物，酸石榴用以入藥或加工做成飲料、石榴酒。

石榴果實中含有維生素B群、C、有機酸、糖類、蛋白質、脂肪，以及礦物質（鈣、磷、鉀）等。

石榴中的蛋白質為優質蛋白質，脂肪為易吸收脂肪，可以補充人體能量和熱量，但不會增加身體負擔。另外還有各類有機酸、葉酸等，對人體極具保健功效。

石榴中所含礦物質各有功效，鉀的含量比香蕉多六三%，有利尿降壓的作用；銅是人體健康不可缺少的微量營養素，對於血液、中樞神經和免疫系統、頭髮、皮膚、骨骼組織、大腦、肝、心等內臟的發育和功能有重要影響。

比起石榴果肉，石榴籽所含的營養更豐富，若能和果肉一起吃下肚會更好。

石榴籽含有豐富的抗氧化因子，在清除人體自由基以及延緩衰老上有很強的能力。此外，石榴籽中也含有一定量的雌激素，對女性頗有好處，而石榴籽多酚則可輔助皮膚抵禦自由基和膠原質降解酶的傷害，有助預防皺紋過早形成、淡化老年斑。在歐洲，許多國家的婦女都將石榴籽多酚當作補充劑服用，以防止皺紋形成和輔助維持皮膚光滑具有彈性。此外，石榴中所含豐富的礦物質，如鈣、鎂、鋅等，以及紅石榴多酚、花青素等抗氧化物質與維生素C，能補充肌膚失去的水分，對美容養顏也有一定的成效。

石榴籽中含豐富的維生素C，量比蘋果多出一～二倍，除了能讓人皮膚白嫩、臉色看上去紅潤透亮，還可以促進血液循環、增加心腦血管的彈性、預防心腦血管疾病。維生素C在大腦中好比潤滑油，可以對大腦產生積極影響，起到延緩大腦衰老的功效、預防老年癡呆症。但石榴籽較硬，對有些人來說可能不好吞嚥，若將之打成汁，就能輕鬆喝下。

石榴汁含有多種胺機酸和微量元素，有助消化、抗胃潰瘍、軟化血管、降血脂、降血糖、降低膽固醇等多種功能，還可以預防冠心病、高血壓等疾病。

根據西班牙的科學研究所研究指出，石榴中有一種多酚類化學物質——安石榴甙，能有效減輕血管內皮受損、血管彈性變差、內皮舒張因子等受損的狀態，也能改善其他心臟健康的指標。而且石榴中所含之高量抗氧化劑可用以抵抗人體炎症和氧自由基的破壞作用，對預防動脈粥樣硬化和減緩癌症的變進過程有積極成效。

石榴所含的各種酸類中，熊果酸和生物鹼等有明顯的收斂作用，能夠澀腸止血，加上石榴有很好的抑菌作用，也是治療痢疾、泄瀉、便血、遺精、脫肛等症的良品。

不只是石榴的果肉、籽，石榴皮也有這些效用。石榴皮有明顯抑菌和收斂的功能，能使腸黏膜收斂、減少分泌物，有效治療腹瀉、痢疾等症狀，對於痢疾桿菌、大腸桿菌也有很好的抑制作用。

此外，石榴還有一種叫做鞣花酸的成分，這種成分的抗氧化作用很強，可以使細胞免受環境中汙染、UV設限的危害，能滋養細胞、減緩人體衰老。有研究表明，鞣花酸在抗輻射方面，甚至比紅酒與綠茶中所含之多酚更為有效。

石榴在抗老、防癌上頗有效用，主要是因其含有大量的石榴多酚和花青素。石榴所含多酚比綠茶多，抗氧化性高出綠茶三倍，能有效中和自由基、促進新陳代謝、排出毒素，所以能有效抗老、防癌。而且石榴中高濃度的番茄紅素，也比番茄、西瓜兩者更能有有效防止前列腺癌。

石榴性溫，味甘、酸澀，入肺、腎、大腸經，從中醫上來說，有生津止渴、收斂固澀、止瀉止血的功效，主治津虧口燥、咽乾煩渴、久瀉久痢、便血崩漏等病症。一般認為石榴有「四止」的功效，亦即止渴、止瀉、止血、止帶。

石榴果實分酸甜，甜的石榴有生津止渴的功效，可用來治療口乾煩渴、咽乾口瘡、潤秋燥；酸石榴則富含生物鹼、單寧等，有明顯的收斂作用，能夠澀腸止血，對痢疾、洩瀉、便血等有輔助的食療功效。

石榴對女性來說特別有益處，因為石榴中含有較多女性荷爾蒙，現代科學實驗也已經證明了石榴的女性荷爾蒙作用。

女性荷爾蒙指的是雌激素（包括促進卵巢、子宮、陰道等女性生殖器官發育的卵泡荷爾蒙）以及孕酮（掌握懷孕機能的黃體荷爾蒙）。石榴中含有雌甾酮，以及強力雌激素之一的雌甾二醇。隨著年齡的增長，女性卵巢機能會衰退，分泌的雌激素量會減少，進而引起月經週期紊亂、更年期障礙，包括會出現失眠、焦躁、頭痛等症狀。石榴中所含有的雌激素能保持女性機能的荷爾蒙，幫助女性度過更年期障礙。而且含雌激素的石榴還可以調理生理不順等症狀，在古希臘、印度和中國古時，就曾使用石榴來治療生理不順、子宮出血以及白帶等婦科疾病。

柳橙的營養成分、功效可參考第一九一頁。

◇備註

1. 石榴中含有大量的糖與纖維，胃炎患者與糖尿病患者應避免食用。

2. 石榴性溫，有收斂作用，罹患感冒、急性炎症、大便秘結、腸胃功能較差的人要謹慎食用。
3. 肺氣虛弱以及肺病患者不宜吃太多石榴。
4. 兒童若吃太多石榴易引起發熱痰鳴，加重急性支氣管炎、咳喘痰多的症狀，所以要少吃。
5. 吃石榴容易上火，平日食用要稍加留意。

菠菜甜椒孅綠汁

◇材料

紅椒	四分之一顆
黃椒	四分之一顆
橘子	四分之一顆
菠菜葉	五片
開水	一二〇毫升

◇作法

1. 菠菜洗淨切細後待用。
2. 紅、黃椒洗淨後去蒂切丁。
3. 橘子去皮後切丁。
4. 所有材料放入果汁機中打勻即可。

＊可依據個人口感決定是否要加蜂蜜。

◇功效

1. 保護眼睛。
2. 增強抵抗力、抗氧化。

紅椒、**黃椒**、**青椒**都屬於**甜椒**，青椒是尚未熟透的果實，屬於幼果期作物，而紅椒、黃椒則是成熟期作物。青椒成熟後會變成紅椒，其中的葉綠素會轉化成為辣椒紅素。辣椒紅素不同於辣椒素，抗氧化效果甚至比胡蘿蔔素更好。紅、黃椒因果實成熟、含糖量提升，吃起來會帶點甜味。

不同顏色的甜椒所含營養價值也略有差異，例如紅椒的β胡蘿蔔素、總酚類含量、木犀草素、槲皮素都顯著高於其他兩者，有較高的抗老化效果；黃椒富含β胡蘿蔔素，經身體吸收消化後會轉化成維生素A，有助保護眼睛視力，也能增強免疫力、抗衰老；至於青椒則可以排毒、改善貧血等。

甜椒的顏色不僅漂亮、滋味清甜，也是維生素A、C的良好來源。甜椒是含維生素C最多的蔬果，含量為柳丁的兩倍多，加上甜椒中含有維生素P，可讓維生素C更為安定好吸收。維生素C有很好的抗氧化力，以及抗斑美白的效果，而且可以促進膠原蛋白生成，使皮膚更年輕，是美肌的最佳幫手。此外，維生素C也可以增強免疫力，有效中和傷害細胞的自由基。自由基會對健康造成威脅，引發癌症、心臟病、關節炎、氣喘等病。

甜椒中同時含有維生素C和β胡蘿蔔素，這兩大營養素結合後會形成一大保護網，防治白內障。而且紅色彩椒富含葉黃素、玉米黃素，食用紅椒更能防止眼部斑點退化所導致的失明。

甜椒強烈的香辣味能刺激唾液和胃液分泌、增加食慾，促進腸道蠕動，幫助消化。甜椒之所以會有香味，主要是其成分中含有吡嗪。吡嗪可使血液流通順暢，減少血栓與血液凝固的發生，降低腦中風和心肌梗塞的風險，並有效改善虛寒症狀。除了吡嗪，彩椒中所含豐富的葉酸和維生素B_6可以降低同半胱胺酸。人體內的同半胱胺酸量若過多會傷害血管，因此與心臟病、中風等疾病頗有關連。同時，彩椒豐富的水溶纖維可以降低膽固醇，進而降低罹患心臟病、心血管疾病的風險。甜椒中還富含無機鹽和磷，這些營養素可以促進血液循環、新陳代謝，一樣有保護血管的功能。

甜椒屬於茄科番椒屬，與辣椒是同一作物，是不辣的辣椒，所以也含有辣椒素，而辣椒素有溶解凝血、止痛、美容、潤膚的功能。

根據日本所提出十八種蔬果的抗癌性排名中，甜椒位居第九名，於防癌食物序列中的防癌率為五五・五%，這是因為甜椒中的β胡蘿蔔素、維生素C可以抑制致癌物質，使變異細胞良性化，降低罹患結腸癌的風險；豐富的茄紅素可以對抗攝護腺癌、子宮頸癌、膀胱癌和胰臟癌；多量的纖維可以降低結腸細胞與致癌毒素的接觸；而果綠素則有抗氧化以及提升免疫力功效；辣椒素與松烯也有抑制癌症的功能。

甜椒富含蛋白質，多吃可以補充蛋白質以增強抵抗力、提升免疫力、刺激腦細胞新陳代謝的功能，而且甜椒食後身體會發熱出汗，除了能透過發汗降低體溫、緩解肌肉疼痛，解熱鎮痛作用頗強之外，還能分解體脂肪以消耗熱量，同時刺激口腔唾液腺以及胃液幫助消化。

甜椒的熱量很低，一個大約只有八卡，還有膳食纖維，是高營養低熱量食物，加上甜椒中的辣椒素酯有提高體溫及燃燒體內脂肪的效果，可以促進能量消耗，達到瘦身功效。甜椒中的椒鹼類也能促進脂肪新陳代謝，防止其堆積在體內，進而減肥防病，所以很適合減重族群以及糖尿病患者食用。

橘子是我們秋冬時節常吃的水果，味甘酸、性涼，入肝經，中醫認為橘子有開胃理氣、止咳潤肺、解酒醒神、健脾的功效，主治嘔逆食少、口乾舌燥、肺熱咳嗽、飲酒過度等症狀，對老年人、急慢性支氣管炎以及心血管病患者來說，都是食用的上乘果品。

橘子中所含的維生素有A、B_1、C、P等。橘子中的維生素A可以增強人體在黑暗環境中的視力和治療夜盲症；B_1跟P可以輔助治療高脂血症、動脈硬化以及多種心血管疾病，所含「諾米林」物質還有明顯的抗癌作用，能使致癌化學物質分解，抑制和阻斷癌細胞的生長，使人體內除毒酶的活性成倍提高，阻止致癌物損傷細胞核，保護基因完好，在預防胃癌上頗有成效；維生素C能消除疲勞、保持皮膚水嫩，還能有效抑制黑色素的形成。

橘肉的含水量高，能生津止渴。根據現代研究證實，橘子因含有維生素C、胡蘿蔔素、葉酸等營養成分，以及抗氧化、抗癌、抗過敏成分，能減少冠心病、中風以及高血壓的發病率。

橘子含有豐富的膳食纖維，多吃可以促進排便。膳食纖維有利腸胃蠕動，再配合上橘子中的果膠，就能有效降低膽固醇。經研究證實，食用橘子可以降低沉積在動脈血管中的膽固醇，有助於使動脈粥樣硬化發生逆轉，加上橘皮苷可以加強毛細血管的韌性、降血壓、擴張心臟的冠狀動脈，所以橘子可說是保護心血管的優良食品。

根據英國研究發現，橘子中所含的類黃酮素能增強血管功能並對抗發炎反應，如果每天吃點橘子，能減少中風機率。而且橘子中的類黃酮素還有保護神經的作用，經哈佛大學研究發現，多吃柑橘類水果能減緩帕金森式症的發生。

橘子可謂全身是寶，從果肉、皮、核到絡都可以入藥。橘子的外果皮曬乾後叫陳皮，橘皮內層的白色網狀絲絡叫「橘絡」，有一定量的維生素P，性味甘苦平，有行氣通絡、化痰止咳的功效，主治痰滯經絡之胸脅脹痛、咳嗽咳痰或痰中帶血等症，對於久咳、久病，尤其肺部纖維化的人來說，有不錯的疏通效果，可以改善咳嗽狀況。但若是風寒型感冒（痰很清、怕冷、吹到風容易咳嗽），要避免吃橘子，因為橘子較寒，愈吃愈容易咳。

橘絡中含有一種名為「蘆丁」的營養素，所以有苦味。蘆丁這種物質可以使血管保持正常的彈性和密度，減少血管壁的脆性和滲透性，防止發生腦溢血。

橘子皮的多酚類含量很高，而多酚是強力的抗氧化物，可以清除對身體不好的自由基。

橘核性味苦、無毒，有理氣止痛的作用，可以用來治療疝氣、腰痛。橘肉雖然比較少入藥，但一般可以作為食療用，用以生津止渴化痰，冬天時吃橘子，可以滋潤乾渴的呼吸系統。另外橘根、橘葉等也可以入藥，有舒肝、健脾、和胃等功能。

◇備註

1. 甜椒含有一種植物鹼，會抑制關節的修復作用，患有關節炎或類風溼性關節炎的人不可以多吃。

2. 橘子不宜食用過多，吃太多會罹患胡蘿蔔素血症，使皮膚呈深黃色，如同黃疸般。而且因橘子維生素C豐富，若是吃太多，體內的草酸代謝過多也容易引起腎結石。

3. 橘子性溫，多吃易上火，尤其是陰虛陽盛體質的人，要盡量少吃，以免出現口舌生瘡、口乾舌燥、咽喉乾痛、大便秘結等症狀。

4. 橘子中含有一定量的有機酸，會對胃黏膜產生刺激，因此盡量不要在飯前或空腹吃。

5. 體質偏寒、腸胃功能弱、久病脾胃功能差的人要少吃橘子。

6. 橘子不要和白蘿蔔一起吃。白蘿蔔在食用後會在人體產生硫酸鹽，經代謝後會製造出抑制甲狀腺作用的物質，而這種物質和橘子所含的黃酮物質作用後可能會影響到甲狀腺功能，誘發甲狀腺疾病，尤其是甲狀腺腫大。

香蕉菠菜芭樂汁

◇材料

香蕉　一根

芭樂　二分之一顆

菠菜葉　四片

開水　二〇〇毫升

◇作法

1. 菠菜洗淨切丁後待用。
2. 芭樂洗淨後切丁。
3. 香蕉去皮後切丁。
4. 所有材料放入果汁機中打勻即可。

＊可依據個人口感決定是否要加蜂蜜。

◇功效

1. 補充、增強體力。
2. 幫助發育。

香蕉的營養成分、功效可考第五十七頁。

芭樂的營養成分、功效可參考第一四六頁。

◇備註

1. 不要空腹食用香蕉，患有腎臟病的人也不宜多吃。
2. 芭樂富含脂質和蛋白質，吃多了容易便祕和上火，故長年便祕、陰虛火旺者不宜食用。

國家圖書館出版品預行編目（CIP）資料

輕療癒：超級食物精力湯,排毒防癌抗三高 / 素人天然
食研究會作. -- 初版. -- 新北市：世茂, 2019.04
面；　公分. --（生活健康；B455）

ISBN 978-957-8799-63-9（平裝）

1. 生機飲食　2. 食療

418.914　　107021679

生活健康 B455

輕療癒：超級食物精力湯，排毒防癌抗三高

作　　者／素人天然食研究會
主　　編／陳文君
責任編輯／楊鈺儀
封面設計／李小芸
出 版 者／世茂出版有限公司
地　　址／（231）新北市新店區民生路 19 號 5 樓
電　　話／（02）2218-3277
傳　　真／（02）2218-3239（訂書專線）
　　　　　（02）2218-7539
劃撥帳號／19911841
戶　　名／世茂出版有限公司
世茂網站／www.coolbooks.com.tw
排版製版／辰皓國際出版製作有限公司
印　　刷／祥新印刷股份有限公司
初版一刷／2019 年 4 月

ＩＳＢＮ／978-957-8799-63-9
定　　價／280 元

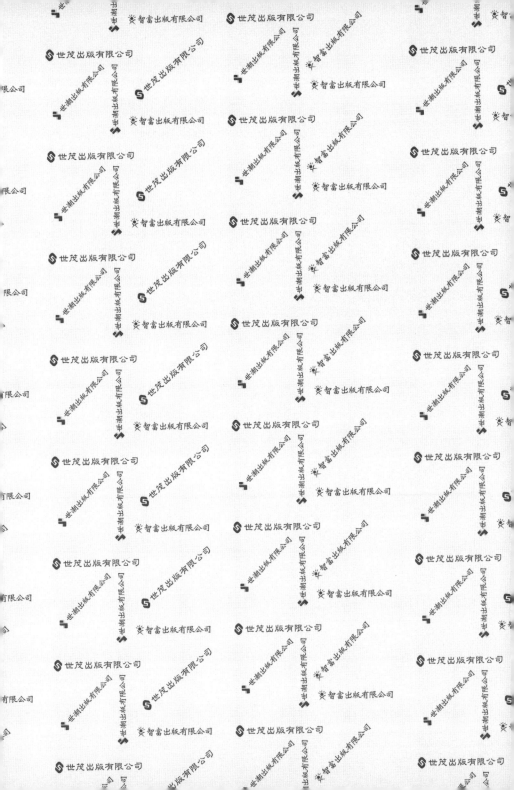